Informative cases related to epilepsy seen by Psychiatrists

てんかんの診かた

兼子 直 編著
（湊病院 北東北てんかんセンター センター長）

エキスパートは何をみているか？

診断に至る着眼点を学ぶ

64 症例を厳選

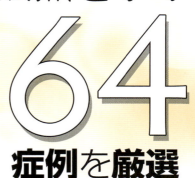
株式会社 新興医学出版社

Informative cases related to epilepsy seen by Psychiatrists

Editor

Sunao Kaneko MD., PhD.

President, North Tohoku Epilepsy Center, Minato Hospital

© First edition, 2016 published by

SHINKOH IGAKU SHUPPAN CO. LTD., TOKYO.

Printed & bound in Japan

執筆者一覧

● 編　集

兼子　直　　医療法人清照会湊病院北東北てんかんセンター　センター長

● 著　者　※執筆順

加藤昌明	むさしの国分寺クリニック　院長
吉野相英	防衛医科大学校精神科学講座　教授
榎日出夫	聖隷浜松病院てんかんセンター　センター長・小児神経科　部長
管るみ子	福島県立医科大学心身医療科／板倉病院
兼子　直	医療法人清照会湊病院北東北てんかんセンター　センター長
和田一丸	弘前大学大学院保健学研究科　教授
岩佐博人	社会医療法人社団同仁会木更津病院・きさらづてんかんセンター　センター長
村田佳子	国立精神・神経医療研究センター病院精神科
渡辺雅子	新宿神経クリニック　院長
塚田恵鯉子	筑波大学附属病院精神神経科　病院講師
兼本浩祐	愛知医科大学精神科学講座　教授
佐野のぞみ	国立病院機構南九州病院小児科　医長
木戸日出喜	木戸クリニック　院長
安本真由美	やすもと医院　院長
香川幸太	広島大学病院てんかんセンター脳神経外科
飯田幸治	広島大学病院てんかんセンター　センター長・脳神経外科　診療准教授
上野幹二	福井大学医学部附属病院神経科精神科
和田有司	福井大学医学部附属病院神経科精神科
藤井　勉	富山県立中央病院　理事・精神科部長
片桐匡弥	広島大学病院てんかんセンター脳神経外科
松岡洋夫	東北大学大学院医学系研究科精神神経学分野　教授
小畑信彦	秋田県立リハビリテーション・精神医療センター　センター長
小穴康功	聖パウロ病院　副院長・精神神経科
成田則正	医療法人清照会湊病院内科
蟹江絢子	国立精神・神経医療研究センター病院精神科
森本　清	公益財団法人仁和会ももの里病院　院長
大沢武志	黒岩あけぼの病院　名誉院長
岩城弘隆	医療法人清照会湊病院北東北てんかんセンター／東北大学大学院医学系研究科てんかん学分野
立川和裕	医療法人清照会湊病院北東北てんかんセンター
笹川睦男	つくば健仁会とよさと病院　副院長
金山隆夫	笠松病院　院長
曽根大地	国立精神・神経医療研究センター病院精神科
岡崎光俊	国立精神・神経医療研究センター病院精神科
宮﨑直子	医療法人清照会湊病院地域医療連携室　主任
大石智範	医療法人清照会障害者就労移行支援事業所わーくみなと　主任
米衛ちひろ	独立行政法人国立病院機構南九州病院小児科
高橋　悟	旭川医科大学小児科学教室
倉持　泉	国立精神・神経医療研究センター病院精神科
渡辺裕貴	国立精神・神経医療研究センター病院精神科
渡邊さつき	国立精神・神経医療研究センター病院精神科
竹田康二	国立精神・神経医療研究センター病院精神科

まえがき

　本書は精神科以外の領域の治療者，医療に携わる方々，教育関係者などの読者向けに，てんかん治療に関わっている精神科医が経験した興味深い症例をまとめたものである．本邦ではてんかんは主に精神科医により治療されてきたが，最近では小児科医(小児神経科医)，神経内科医が多く，脳外科医も積極的に治療に参加している．一方，相対的に精神科医の参加が少なくなってきた．最近，てんかんを持つ患者のQOLには，発作の抑制，合併精神症状，治療による副作用が大きく影響することが明らかとなった．新たな薬剤の導入，外科治療の導入などにより発作が抑制される患者は着実に増加している．しかし，一方で外科治療により精神症状の発現増加，自殺の増加，人格変化，認知機能変化などが生じ，薬剤によっては種々の精神症状，認知機能障害などが出現することがある．したがって，てんかん治療は発作抑制だけで終了するものではなく，術後のケアをも含めて治療全体に精神医学的配慮が望まれているのである．治療者はてんかんを病む人間を治療していることに常に留意すべきであり，てんかん治療における精神医学的視点の重要性を再度確認したい．

　本書は読者が気になる症例，治療中の患者に関連する症例など，どこから読み始めても理解できるように，各症例のポイント，関連する解説が記載されており，何時でも何処でも気楽に読むことができるように工夫されている．各章は大きく分けられているが，各章の症例はいくつかの課題を抱えており，異なる症例であってもいくつかの要点に集約でき，そこには精神科医の視点が集約されている．

　長年にわたるてんかん診療の経験に裏打ちされた執筆者たちの診断に至る思考過程を辿ることは，読者のてんかん理解を一層深めるものと考えている．

　また，本書に記載された症例は個人情報保護に配慮しつつも医学的に症例の記載は正確に表現されており，精神科医にとっても役立つものと考えている．本書の症例の解説にも記載されているが，「もう少しててんかんが多くの人々に理解されていれば事故などの悲劇が未然に防がれたのではないか」と，啓蒙の必要性が強く指摘されている．それはまさに本書の目的の一つでもある．

　是非，医療関係者だけでなく，当事者，家族，学校関係者，警察・司法関係者など幅広い読者に本書の一例でも読んでいただければ，てんかんに対する理解が一層深まり，てんかんをもつ方への理解，スティグマ軽減，そしててんかん制圧につながるのではないかと執筆者一同期待しており，これらの多くの方々に役立てることができれば我々の大きな喜びである．最後に，本書出版に当たり編者の無理な要求を受け入れ，スムーズな出版にご協力いただいた岡崎真子氏に記して深謝したい．

北東北てんかんセンター
兼子　直

てんかんの診かた

目　次

まえがき ……………………………………………………………………… 兼子　直　v

I．まぎらわしい身体疾患とてんかん

- A．繰り返す脳波検査で異常がなく失神と診断されていたが，てんかんだった症例 ……… 加藤昌明　2
- B．自己免疫性辺縁系脳炎は側頭葉てんかんを擬態することがある ……………… 吉野相英　4
- C．てんかんとの鑑別を要し失神と診断された症例 …………………………… 榎　日出夫　6
- D．問診によりてんかんと鑑別したもやもや病の学童症例 …………………… 榎　日出夫　8
- E．低血糖発作を側頭葉てんかんと誤診した1例 ……………………………… 管　るみ子　10
- F．脳波異常を根拠にてんかん性頭痛として治療されていた遺尿症の幼児症例 ……… 榎　日出夫　12
- G．発作的な不随意運動を繰り返していた家族症例 …………………………… 榎　日出夫　14
- まとめ ……………………………………………………………………… 兼子　直　16

II．まぎらわしい睡眠障害・解離性障害とてんかん

- A．けいれん発作が繰り返された場合でもてんかんであるとは限らない
  心理的原因にも注意が必要 ……………………………………………… 和田一丸　18
- B．自身の証としての心因性非てんかん性発作 ………………………………… 岩佐博人　20
- C．てんかん発作らしい症状が反復してもてんかん発作とは限らない？ ……… 村田佳子・渡辺雅子　22
- D．終夜睡眠ポリグラフィが捉えた，複雑部分発作に伴う発作性心停止 ……… 塚田恵鯉子・渡辺雅子　24
- E．睡眠障害を主訴として来院した症例 ………………………………………… 兼本浩祐　27
- F．夜中に何度も覚醒する前頭葉てんかんの男児例 …………………………… 佐野のぞみ　28
- G．てんかんとして治療されていた夢中遊行の学童症例 ……………………… 榎　日出夫　30
- まとめ ……………………………………………………………………… 兼子　直　32

III．見落としがちなてんかん

- A．突発性脳波異常を呈した自己臭症の1例 …………………………………… 木戸日出喜・安本真由美　34
- B．はじめは心因反応，それからアルツハイマー病と思われていた症例 ……… 兼本浩祐　36
- C．初回のビデオ脳波ではみられなかった脳波異常が2回目に記録された症例 ……… 香川幸太・飯田幸治　38
- D．心因性非てんかん性発作を伴う不登校とみられていた，前頭葉てんかんの中学生 ……… 榎　日出夫　40
- E．チックと診断されていた良性小児てんかんの症例 ………………………… 榎　日出夫　42
- F．パニック障害として加療されていたてんかんの症例 ……………………… 上野幹二・和田有司　44
- まとめ ……………………………………………………………………… 兼子　直　46

IV．経過中に精神症状を伴うてんかん

- A．反復して精神病性挿間症を呈した症例 ……………………………………… 木戸日出喜　48

B.	措置入院や応急入院を要した発作間欠期精神病の1例 ……………………… 藤井　勉	50
C.	空想的虚言がみられた外傷性てんかんの1例 ………………………………… 管るみ子	52
D.	てんかん手術後に精神科的介入を要した症例 ………………… 片桐匡弥・飯田幸治	54
E.	減弱精神病症状には抗精神病薬を投与しないのが原則 ……………………… 松岡洋夫	56
F.	抗てんかん薬中止により暴力行為が消失した1例 …………………………… 小畑信彦	58
G.	良性てんかんの経過中に空間恐怖と恐慌性障害を認めた1例 ……………… 小穴康功	60
H.	側頭葉てんかん術後にみられる多彩な精神症状をどう診断，治療するか？ … 松岡洋夫	62
I.	14回の入院歴をもち，情緒不安定でパーソナリティ障害を呈した症例 …… 小穴康功	64
	まとめ ……………………………………………………………………………… 兼子　直	67

V. 身体疾患と合併するてんかん

A.	特発性副甲状腺機能低下症による複雑部分発作例 …………………………… 管るみ子	70
B.	Wilson病に合併したてんかん症例 ……………………………………………… 管るみ子	72
	まとめ ……………………………………………………………… 成田則正・兼子　直	74

VI. 精神発達遅滞とてんかん

A.	心因性非てんかん性発作と精神発達遅滞を伴う症例に対しては行動療法と環境調整 ………… 蟹江絢子	78
B.	てんかんの併存障害は統合的かつ多面的にとらえる …………………………… 岩佐博人	80
C.	長年の深刻な行動障害が環境調整によって劇的に改善したケース －軽度精神遅滞を伴うWest症候群の女性例－ ………………………………… 森本　清	82
D.	施設入所により発作を忌避する家族から解放された後頭葉てんかんの1例 … 大沢武志	84
	まとめ ……………………………………………………………………………… 兼子　直	86

VII. 抗てんかん薬と精神症状

A.	レベチラセタム開始後，抑うつ・イライラ等の精神症状が出現した症例 … 加藤昌明	88
B.	レベチラセタム追加後，著明な攻撃性を呈した側頭葉てんかん例 ………… 管るみ子	90
C.	ゾニサミド開始後，精神病症状が出現するも医療者に話さず処方が継続されていた症例 …… 加藤昌明	92
D.	トピラマートによってうつ状態あるいは無気力が生じることがある ……… 吉野相英	94
E.	抗てんかん薬により認知機能低下や体重減少が強く出る場合がある …… 岩城弘隆・立川和裕・兼子　直	96
F.	抗てんかん薬の変更で精神状態が劇的に改善した1例 ……………………… 小畑信彦	98
G.	てんかん性昏迷に対するバルプロ酸の予防効果 …………………………… 木戸日出喜	100
	まとめ ……………………………………………………………………………… 兼子　直	102

VIII. 高齢者とてんかん

A.	情動変化後に記憶障害を呈したTransient epileptic amnesiaの1例 ………… 管るみ子	104
B.	Wernicke失語を合併した症候性局在関連性てんかんで フェニトイン中毒症状を呈した1例 …………………………………………… 笹川睦男	106

C．	身体疾患に注意が必要な高齢者てんかんの1例 ……………………………………………… 金山隆夫	108
D．	見落とされている事実はないだろうか？ マイナーなてんかん発作に気を配る …… 曽根大地・渡辺雅子	110
	まとめ …………………………………………………………………………………………………… 兼子 直	112

IX. 運転とてんかん

A．	週数回明け方に発作を起こすも，運転免許取得を希望している症例 ………………………… 岡崎光俊	114
B．	10年間に50回以上発作による事故を起こした症例 …………………………………………… 管るみ子	116
	まとめ …………………………………………………………………………………………………… 兼子 直	118

X. 就労とてんかん

A．	職場の環境調整によるストレス軽減がバルプロ酸減量につながり，妊娠・出産した症例 …… 加藤昌明	120
B．	てんかん発作のみならず，家族の無理解のため就労困難であった症例 …………………… 管るみ子	122
C．	発作・記銘力低下があってもてんかんと向き合い，一般就労に結びついた症例 … 宮﨑直子・大石智範	124
	まとめ …………………………………………………………………………………………………… 兼子 直	126
トピック	「てんかんの患者さんにどのようなサポートを提供できるか」 ……………………………… 宮﨑直子	127

XI. 注意を要するてんかん

A．	副作用が出やすく，ごく微量からの処方が効果的だった症例 ……………………………… 加藤昌明	132
B．	長期内服加療のみ行われていたが，右海馬硬化が確認され外科手術により発作が消失した症例 ……………………… 香川幸太・飯田幸治	134
C．	高校受験期に複雑部分発作が頻発していたが，数年後に脳波正常となった症例 ……………… 小穴康功	136
D．	脳外科手術が施行され，発作を怖れる家族の過保護養育環境から解放された1例 ……………… 大沢武志	138
E．	てんかんとして治療されていた発作性非運動誘発性ジスキネジアの男児例 …… 米衛ちひろ・髙橋 悟	140
F．	パニック障害とてんかん発作が併存した症例 ………………………………………………… 加藤昌明	142
	まとめ …………………………………………………………………………………………………… 兼子 直	144

XII. その他のてんかん

A．	悪性症候群は非けいれん性発作重積を併発することがある ……………………………… 吉野相英	146
B．	睡眠時無呼吸症候群を枕の工夫で改善させ発作が激減した部分てんかんの1例 ……………… 大沢武志	148
C．	統合失調症患者に，てんかんが合併したら ………………………………………… 倉持 泉・渡辺裕貴	150
D．	非定型精神病とてんかんが合併している症例 …………………………………… 渡邊さつき・渡辺裕貴	152
E．	刑事鑑定の相談のあった1例 ………………………………………………………… 竹田康二・渡辺裕貴	154
	まとめ …………………………………………………………………………………………………… 兼子 直	156

| 参考資料 | 「てんかん発作の分類」 ……………………………………………………………… 兼子 直 | 157 |
| 索 引 ……… | 158 |

第 I 章

まぎらわしい身体疾患とてんかん

第Ⅰ章・A　まぎらわしい身体疾患とてんかん

繰り返す脳波検査で異常がなく失神と診断されていたが，てんかんだった症例

● 症例① ●
▶ 28歳（当科初診時）女性，右利き
▶ 短時間意識消失して転倒する

家族歴・既往歴　特記すべきことなし

現病歴　X−4年2月，夜洗面所で歯磨きをしていて意識消失し，歯ブラシをもったまま布団に横になっていた．救急搬送されたA病院に検査入院となり，CT・MRI・脳波・ホルター心電図で異常なく，「神経調節性失神と思われる」と診断された．これ以後，年数回同様の意識消失発作を繰り返し，ときに短時間のけいれんも目撃されていた．X−3年に病院でMRI・脳波・ホルター心電図をとって異常なく，やはり「神経調節性失神であろう」と診断され経過観察となった．しかしそれ以後も同様の発作を年数回繰り返したため，紹介状を持たずにX年に当科を初診した．

初診時所見　初診時，本人が夫とともに作成した病歴詳細メモを持参した．それによると，意識を失って倒れる直前に「前兆」があることが多く，その内容は「音楽のようなものが聞こえてくる．いつも同じような音楽だが，具体的にはあとで思い出せない」というものであった．発作は歯磨き，顔洗いなどの動作中に出現することが多いが，ベッドに横になって寝ようと思っていたときに起こったこともあり，また完全な睡眠中に，急に発声して手足が突っ張るように硬直するエピソードも2回ほどみられたということであった．当科初診時に施行した脳波は，睡眠記録を含み正常であった．

前医では，**脳波が正常だったことから，てんかんは積極的には考慮されていなかった**※1．そして症状が「急に短時間意識を失って転倒し，若干のけいれんを伴うこともある」とのみ把握され，そのためけいれん性失神と判断されたと思われた．しかし**症状の詳細メモから，意識消失に先立ち常同的な聴覚性の前兆があることが判明した**※2．これはてんかん発作によく適合し，失神ではみられない症候である．また**発作の出現状況は，多くは歯磨き中であるが，寝入りばなや睡眠中にも出現していて，神経調節性失神では説明できない**※3．以上から，脳波異常はみられないが，てんかんと診断した．

経過　妊娠希望のある女性だったので，ラモトリギンを10 mgから開始し，ゆっくりと漸増した．20 mgにして以後，症状は消失した．100 mgまで増量し，同量を維持した．血中濃度は3.57〜3.68 μg/mlで経過した．X+2年に，歯磨き中に以前と同じ前兆が1回生じたが何秒かで終了し，意識消失には至らなかった．これ以外には発作はまったくみられず，現在（X+2年）に至っている．当科でこれまで睡眠を含んだ脳波検査を合計3回施行し，すべて正常である．

> **ここが着眼点！**
> ※1▶ 脳波検査で異常がないことは，てんかんを否定する根拠にはならない．
> ※2，3▶ てんかんかどうかの診断でもっとも重要なのは発作症状および発作出現状況の詳細な把握である．

● 解　説 ●　発作症状・発作の出現状況を詳細に把握することが診断・治療の第一歩

てんかんの診断上，脳波は重要な検査である．しかし1回の通常脳波検査だけではてんかん患者の約50％は正常脳波であるという[1]．睡眠を含めた脳波検査を繰り返すことで，てんかん性脳波異常の検出率は上がるが，それでも脳波異常を認めない場合もある．本症例は前医を含めて5回の脳波がすべて正常であるが，それでてんかんを否定することはできない．

てんかんかどうかの診断でもっとも重要なのは発作症状および発作の出現状況を詳細に聴取し，把握することである．本症例の発作症状を「急に短時間意識を失って転倒し，若干のけいれんを伴うこともある」と概略だけでとらえてしまうと，失神（けいれん性失神）の可能性を第一に疑うことになろう．失神の分類は表1に示した[2]．高齢者では心原性失神が多く，心電図で異常所見を有す

▼ **表1** 失神の分類

① 反射性失神（神経調節性失神）
▶ 血管迷走神経性失神 　・情動的苦痛による（恐怖，痛み，その他） 　・立位の負担による ▶ 状況性失神 　・咳，くしゃみ 　・消化管の刺激（嚥下，排便，内臓痛） 　・排尿，排尿後 　・運動後 　・食後 　・その他（笑い，金管楽器演奏，重量挙げ） ▶ 頸動脈洞性失神 ▶ 非定型的なもの 　（明らかな誘因なし または 非定型的な病像）
② 起立性低血圧による失神
▶ 一次性自律神経不全症 　・純粋自律神経不全，多系統萎縮症， 　　パーキンソン病に伴う自律神経不全， 　　レビー小体型認知症 ▶ 二次性自律神経不全症 　・糖尿病，アミロイドーシス，尿毒症， 　　脊髄損傷 ▶ 薬剤性起立性低血圧 　・アルコール，血管拡張薬，利尿薬， 　　フェノチアジン系薬，抗うつ薬 ▶ 体液量減少 　・出血，下痢，嘔吐など
③ 心原性失神（心血管性失神）
▶ 一次性の原因としての不整脈 　・徐脈性（詳細は略） 　・頻脈性（詳細は略） 　・薬剤性の徐脈・頻脈 ▶ 器質性の心疾患等（詳細は略）

(Task Force for the Diagnosis and Management of Syncope, European Society of Cardiology (ESC), European Heart Rhythm Association (EHRA), et al.: Guidelines for the diagnosis and management of syncope (version 2009). Eur Heart J, 30 : 2631-2671, 2009 より引用)

ることが多いのに対して，若年者では神経調節性失神が多く，心電図で異常を示さない．これらのことから，本症例は神経調節性失神と診断されるに至ったと考えられる．

本症例では，患者本人と夫が作成した詳細なメモにより，常同的な聴覚性の前兆の存在が明らかになり，診断上非常に重要な情報になった．一般に，意識を消失する発作では，家族などの目撃者に具体的な様子を詳しく尋ねるとともに，意識を消失するまでの主観的状態を本人に詳しく尋ねることが必須である．目撃者の話が直接聴けない場合には，電話で聴取するとよい．また発作の出現する状況は，発作症状に劣らず診断上重要なことが多いので，1つずつの発作について詳しく確認することが大切である．なお失神とてんかん発作との鑑別の要点は文献[3]を，発作症状と出現状況についての聴取のポイントは拙稿[4]を参照されたい．

文　献

1) 日本神経学会，監修／てんかん治療ガイドライン作成委員会，編集：てんかん診断における脳波検査の意義はなにか．てんかん治療ガイドライン2010. 医学書院，東京，pp.17-18, 2010.
2) Task Force for the Diagnosis and Management of Syncope, European Society of Cardiology (ESC), European Heart Rhythm Association (EHRA), et al.: Guidelines for the diagnosis and management of syncope (version 2009). Eur Heart J, 30 : 2631-2671, 2009.
3) 渡邊さつき：失神との鑑別法は？　てんかん診療のクリニカルクエスチョン200，改訂第2版（松浦雅人，原　恵子，編）．診断と治療社，東京，pp.145-147, 2013.
4) 加藤昌明：初診時の発作症状の聴取のコツは？　てんかん診療のクリニカルクエスチョン200，改訂第2版（松浦雅人，原　恵子，編）．診断と治療社，東京，pp.49-53, 2013.

（加藤昌明）

第Ⅰ章・B　まぎらわしい身体疾患とてんかん

自己免疫性辺縁系脳炎は側頭葉てんかんを擬態することがある

● 症例② ●
- 20歳女性，右利き
- 1日に何回も一点を凝視したまま無反応になり，そのあと徘徊を続ける

既往歴・家族歴　特記すべきことなし

現病歴　2ヵ月前より不眠，動悸，食欲不振，全身倦怠が出現し，徐々に増悪していった．内科を受診したところ，所見を認めず，うつ病を疑われた．その後，嘔吐を繰り返すために再度受診したところ，摂食障害と診断され，抗不安薬等を処方されていた．10日前からは突然上行性の上腹部不快感が繰り返し生じるようになった．5日前からは30秒程度のあいだ無動凝視したまま無反応となり，そのあと徘徊を続けるエピソードが日に何回も生じるようになり，当院へ紹介された．

診察・検査所見　ストレッチャー上でもうろうとしているが，突然目を見開き，一点を凝視したままフリーズしてしまうエピソードが観察された．緊急で脳波検査を実施したところ，無動凝視のエピソードに一致して左前側頭領域から始まり，全般化する律動波が捕捉された（図1）．**サイクル型の複雑部分発作重積**※1 と診断し，ジアゼパム20 mg静注によって発作は頓挫．経過を観察する必要があるため入院となった．

経過　体温は37.9度，四肢の深部腱反射の亢進を除いて神経学的所見は認めなかった．**頭部MRI（1.5 T）でも異常を認めなかった．血液検査では白血球数9400以外は異常なく，抗甲状腺抗体も陰性だった．脳脊髄液は蛋白も細胞数も正常範囲内であり，PCRではヘルペスウィルスは検知されなかった**※2．入院後，カルバマゼピン300 mgを開始した．以後発作は生じず，第3病日には意識もほぼ清明となったが，発語は単語レベルで二語文も話せなかった．第12病日にSPECT（Tc-99m）を撮像したところ，てんかん発作はすでに抑制されているにもかかわらず，左側頭葉の局所血流量の増大を認めた．その後，幻視，アメンチア，過呼吸が出没し，情動不穏を繰り返すために対応に苦慮したが，33病日には流暢に話せるようになった．情緒面の改善にはさらに期間を要し，62病日に軽快退院した．退院後，髄液中のグルタミン酸NMDA受容体のε2サブユニット（GluRε2）に対する自己抗体が陽性であったことが判明した．外来では2年間経過を観察したが，てんかん発作を再発することもなく，繰り返し検査した脳波でもてんかん性放電は認めなかった．

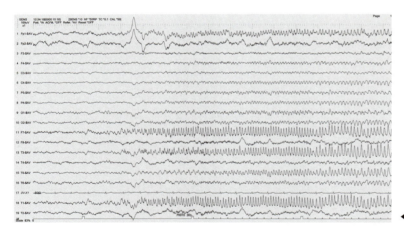

図1　症例②の発作時脳波所見

> **ここが着眼点！**
> ※1▶ 複雑部分発作は持続型とサイクル型に分類できる．前者は文字どおり発作が遷延するものであり，後者は発作後もうろう状態から回復する前に次の発作が始まるものをさす．
> ※2▶ 自己免疫性辺縁系脳炎では脳脊髄液や頭部MRIに異常を認めないことがある．非定型的な精神神経症状や経過を示す若年女性では抗NMDA受容体脳炎を鑑別診断に加えておくとよい．

解　説　髄液所見・MRI 異常なし，側頭葉てんかんと自己免疫性辺縁系脳炎の鑑別のポイントとは？

入院2ヵ月前から食思不振，全身倦怠が生じ，その後，持続性前兆，サイクル型の複雑分発作重積に陥った若年女性である．MRIでは信号異常を認めず，脳脊髄液も正常であり，当初は側頭葉てんかんと考えていた．ところが，てんかん発作が10日以上抑制されていたにもかかわらず，左側頭葉の血流量の増大を認め，奇妙な経過であった．その後，抗GluRε2抗体が検出され，自己免疫性の辺縁系脳炎と診断した．

イオンチャネル型のグルタミン酸受容体であるNMDA受容体は複数のサブユニットからなる複合体であり，多種類の抗体が存在する．しかし，筆者がこの症例と遭遇した当時，測定可能な抗NMDA受容体抗体はイムノブロット法による抗GluRε2抗体だけであった[1]．その後，NMDA受容体サブユニットのGluN1に対するIgG抗体（狭義の抗NMDA受容体抗体とよばれる）やELISA法を用いた抗NR2G-NT2抗体など複数の測定法が開発されている[2]．各測定法の感度，特異度はさまざまであり，その異同については現在でも議論が続いている．特に近年話題となっている抗NMDA受容体脳炎は狭義の抗NMDA受容体抗体陽性に限るという意見もある．したがって，狭義の抗NMDA受容体抗体を検査していない本症例を抗NMDA受容体脳炎と断定するには問題が残るが，広義の抗NMDA受容体脳炎と考えてみたい．

抗NMDA受容体脳炎は近年Dalmauら[3]が提唱した辺縁系脳炎であり，その典型例が悪性カタトニアに酷似した経過をとることからも注目を集めている．当初は卵巣奇形腫を伴う傍腫瘍性神経症候群のひとつと考えられていたが，症例が蓄積されるにつれて，現在では卵巣奇形腫を伴うものは40％程度と考えられている．圧倒的に若年女性に多い疾患であり，感冒様症状に続いて，抑うつ状態，幻覚妄想状態を経て，緊張病性昏迷，自律神経症状を呈し，いわゆる悪性カタトニアの経過を辿ることが多いという[4]．また，本症例のようにてんかん発作が目立つ症例も報告されている．重症度もさまざまであり，強力な免疫療法を必要とするものから，本症例のように対症療法のみで回復する例もある．また，軽症例では髄液所見もMRI異常も認めないことが多い．まさに本症例は軽症の抗NMDA受容体脳炎に該当する所見，経過を示していたのである．

本症例の場合，入院2ヵ月前になんらかの感染エピソードがあり，その感染によって細胞性免疫反応が惹起され，その結果，抗NMDA受容体抗体が産生されたのかもしれない．そして，食欲不振，倦怠感が生じていたときにはすでに辺縁系脳炎を発症していたのだろう．亜急性の経過をとり，側頭葉てんかんを擬態し，MRIで異常を認めず，唯一抗NMDA受容体抗体を認めるだけの辺縁系脳炎に遭遇することがある．

文　献

1) Yoshino A, Kimura Y, Miyazaki M, et al.：Limbic encephalitis with autoantibodies against the glutamate receptor epsilon 2 mimicking temporal lobe epilepsy. Psychiatry Clin Neurosci, 61：335, 2007.
2) 高橋幸利，保立麻実子，植田佑樹，ほか：グルタミン酸受容体自己抗体．Brain and Nerve，65：534-353，2013．
3) Dalmau J, Tuzun E, Wu HY, et al.：Paraneoplastic anti-N-methyl-D-aspartate receptor encephalitis associated with ovarian teratoma. Ann Neurol, 61：25-36, 2007.
4) 筒井　幸，神林　崇，清水徹男，ほか：抗NMDA受容体脳炎の発見．臨床精神医学，44：993-999，2015．

（吉野相英）

第Ⅰ章・C　まぎらわしい身体疾患とてんかん

てんかんとの鑑別を要し失神と診断された症例

症例③
- 13歳女性
- 意識消失発作あり

既往歴　泣き入りひきつけ（最終5歳）
家族歴　けいれん性疾患なし
家族からの問診による発作症状　※1
　1回目：コンタクトレンズ装着を初めて練習したときに急に倒れた．閉眼し，けいれんなし．すぐに意識が戻った．
　2回目：卒業式練習で立って合唱していたとき，急に倒れた．けいれんは目撃されていない．
　3回目：予防接種（筋注）を受け，痛みを訴えた後，意識消失．閉眼し，けいれんなし．30秒～1分弱で回復．
現病歴　X－1年夏（12歳）意識を失って倒れた．X年3月に2回目の発作をきたし，救急搬送されて前医を受診した．このとき脳波異常を指摘され，てんかんと診断された．抗てんかん薬内服を勧められたが家族が同意せず，無治療で経過観察していたところX年5月にも発作を認めたため，X年7月（13歳）に当科へ紹介された．
紹介時診断　てんかん
初診時診察所見　血圧88/40 mmHg（安静臥位），脈拍66/分．神経学的異常所見なし．
初診時診断　血管迷走神経性失神

家族への説明　症候学的にはてんかんの陽性症状を欠いており，失神の可能性が高い．**脳波異常があったとしても，てんかんとは考えがたい**※2．
経過　当院での脳波検査には異常を認めなかった．前医ではてんかん性脳波異常を指摘されたが，脳波は持参されておらず，詳細は確認できなかった．
　X年8月に4回目の意識消失発作をきたした．鼻出血に対して耳鼻科で鼻粘膜焼灼術を受けたときであった．母親が終始，観察していた．問診では，持続5秒の両上肢の大きな震え，閉眼，顔色不変，終了後はすぐに歩行可能であった．けいれん様の症状を伴っているが，今回も失神の可能性が高いと判断した．てんかんを否定し，失神として経過をみる方針として逆紹介した．
　なお，前医での循環器精査（ホルター心電図を含む）で問題は指摘されなかった．
最終診断　血管迷走神経性失神
最終処方　なし

ここが着眼点！

- ※1　てんかんを含む発作性疾患では発作自体のみならず，発作の前後の状態を確認することも重要である．
- ※2　発作性疾患では症候学的診断を優先する．これが確立できていない段階で脳波検査を行うと，誤診を生じるリスクがある．

解説　てんかんと失神は「陽性症状」「陰性症状」に分けて鑑別を

　年長児に繰り返し生じた意識消失発作の鑑別が課題となったケースである．症候学的診断は目撃者からの証言に依存するので，詳細に観察されていたかどうかが問題となる．「意識を失って倒れた」場合，てんかんと失神は常に鑑別の対象となる．倒れたときの状況が不明の場合には鑑別不能のケースも少なくない．幸い本症例では目撃者から詳細な情報を得ることができた．確認すべきポイントは①直前の状況，②発作中の様子，③発作後の様子である．本症例では4回の発作のうち1回は学校で発症しており，詳細情報が不足している．他の3回は終始，母親が観察しており，症状の時間的展開を確認することができた．痛みに続発して発症し，閉眼を持続し，短時間で回復，後睡眠はなかった．4回目はけいれん様の症状を伴ったが，持続時間は短かった．これらの特徴は，

てんかんよりも失神を示唆する．特に，発作直前の状況が重要である．これら3回の発作は，すべて痛みや恐怖を伴う処置の直後に出現している．また，2回目の学校での発作は長時間の起立状態で発症している．表1に4回の発作の特徴をまとめた．

発作性疾患の鑑別では，徴候を「陽性症状」と「陰性症状」に分けて考えるとよい．過剰な神経徴候は「陽性症状」，機能の低下・消失は「陰性症状」である．てんかん発作では意識を失って倒れていても，どこかに「陽性症状」を伴う．たとえば発作中に開眼が持続していれば，これは「陽性症状」である．本症例では1，2，3回目の発作は「陽性症状」を欠いている．発作中に持続的に閉眼しており，てんかんは否定的と考えた．4回目の発作はけいれん様の症状を伴った．これは「陽性症状」であるから，てんかんとの鑑別を要する．失神でもけいれんを伴うことがあるが持続時間は短い．本症例のけいれんは持続が極めて短く，てんかんとは考えがたい．

血管迷走神経性失神は長時間の立位あるいは坐位姿勢，痛み刺激，不眠・疲労・恐怖等の精神的・肉体的ストレス，さらには人混みの中や閉鎖空間等の環境要因が誘因となって発症し，自律神経調節の関与が発症に関わっている[1]．

本症例では前医で脳波異常を指摘されているが，最終的にはてんかんを否定し，血管迷走神経性失神と診断した．当院での脳波検査では異常を認めなかった．前医での脳波を直接確認することはできなかったが，症候学的にてんかん発作に該当しない場合には，たとえ発作間欠期に脳波異常が検出されたとしても，てんかんとは診断しない．発作時の脳波は大いに参考になるが，発作間欠期の脳波は補助検査に過ぎず，過信してはならない．

文献

1) 合同研究班（日本循環器学会，日本救急医学会，日本小児循環器学会，日本心臓病学会，日本心電学会，日本不整脈学会）：失神の診断・治療ガイドライン（2012年改訂版）．http://www.j-circ.or.jp/guideline/pdf/JCS2012_inoue_h.pdf

（榎　日出夫）

▼ 表1　症例③の発作症状の特徴

	状況	開閉眼	けいれん
1回目	コンタクトレンズ装着	閉眼	なし
2回目	起立持続	不明	（なし）
3回目	予防接種筋注	閉眼	なし
4回目	鼻処置	閉眼	あり

第Ⅰ章・D　まぎらわしい身体疾患とてんかん

問診によりてんかんと鑑別したもやもや病の学童症例

症例④
- 6歳男児
- 一時的に手足に力が入らなくなる

既往歴	注意欠陥多動性障害（服薬なし），頭痛なし
家族歴	神経疾患なし
現病歴	5歳から右上下肢の力が一過性に脱ける発作を繰り返した．前医で脳波検査を施行したが異常はみられず，経過観察となった．次第に頻度を増すため，てんかんと診断され，発症から6ヵ月後に紹介された．
紹介時診断	部分てんかん，複雑部分発作
診察所見	神経学的異常所見なし
発作症状	❶啼泣後に出現※1，❷右上下肢の脱力をきたすが，意識障害は伴わない，❸持続5〜15分，頻度2〜3回/週
初診時診断	もやもや病の疑い
経過	初診時の問診で，脱力は啼泣後のみに出現することが判明し，もやもや病を強く疑った．<u>頭部MRI/MRAおよび脳血管撮影を施行し，もやもや病の診断を確定した</u>※2．当院脳神経外科でencephalo-duro-arterio-myo-synangiosis（EDAMS）を施行し，脱力発作は消失した．なお，当院での脳波検査でも異常は認められなかった．
最終診断	もやもや病
最終処方	なし

ここが着眼点！

- ※1 ▶ 発作性疾患の問診では「発作の直前の状況」を確認することが重要である．
- ※2 ▶ MRI/MRAの普及に伴い，もやもや病の診断に脳波を活用する時代は終わった．

解説　問診により重要な情報を得るポイントとは？

　初診時の問診により，てんかんは否定的で，もやもや病を想定した症例である．問診票には「半年ほど前から体の脱力感があり，右の手足に力が入らなくなり，体が一時的に不自由になる」と母親が記入していた．母親に「発作はいつ，何をしているときに出ますか」と質問したところ，「幼稚園で叱られたとき，いざこざがあったとき」とのことであった．そこで，「泣いたときですか」と質問を追加したところ，「いつもそうです」との答えが得られた．啼泣後に一過性に出現する片側性の脱力であり，症候学的にもやもや病が第一に考えられる．このように問診によって，初診の時点で「もやもや病の可能性が高いと考えられる」と説明することができた症例である．

　てんかんなどの発作性の疾患は，問診によって診断の大勢が固まる．逆に問診による発作症候の確認が不十分であれば，診断の方向性を誤る危険がある．本症例における問診でもっとも重要であったのは「いつ，何をしているときに症状が出現するか」という点である．このポイントが診断に結びついた．母親は「泣いたとき」に脱力することを知っていたが，それが重要項目であるとは理解していない．医師から質問しなければ，この情報を引き出すことはできない．「いつ，何をしているときに」と質問したとしても，うまくポイントを突いた回答が得られるとは限らない．本症例では，当初の答えは「幼稚園で叱られたとき，いざこざがあったとき」であった．これではもやもや病の診断には至らない．母親が記入した問診票の症状から，あらかじめもやもや病を想定したので，さらに「泣いたときですか」と質問を追加することにより，重要な情報を得ることができた．

　もやもや病は経過中に発生する脳梗塞・脳出血によって，てんかんを合併することがある．本症

例でも，てんかん合併の有無を検索する目的で脳波検査を実施した．もやもや病患者における脳波検査では，過呼吸賦活を実施してはならない．もやもや病では過呼吸賦活によってre-buildupと呼ばれる特徴的な脳波所見が得られ，診断に有用とされた時代がある．しかし，もやもや病患者に過呼吸をさせると脳虚血症状を呈する危険がある．日本臨床神経生理学会の改訂臨床脳波検査基準(2002)[1]では，「もやもや病と診断された患者に対しては，過呼吸を実施すべきでない」と定めている．当院では，もやもや病の確定例および臨床的にもやもや病を疑った場合には過呼吸賦活を実施していない．

文献

1) 日本臨床神経生理学会臨床脳波検査基準改訂委員会：改訂臨床脳波検査基準(2002)．臨床神経生理学，31：221-242，2003．

（榎　日出夫）

MEMO

第Ⅰ章・E　まぎらわしい身体疾患とてんかん

低血糖発作を側頭葉てんかんと誤診した1例

● 症例⑤ ●
▶ 25歳女性，右利き
▶ 意識消失発作あり

家族歴　特記すべきことなし
教育歴・職業歴　短期大学卒業後，会社の事務に就職し勤務していた．
現病歴　25歳時職場の上司に叱られて帰宅し，夕方一眠りして起きた後に，意識がないまま仕事の続きを話しているような症状が10分みられた．意識がもどった後は頭が痛く体がだるくふらふらしていた[注1]．その半月後にも朝1時間近く呼びかけても反応がなく座っているエピソードがみられた．2回のエピソードを家族は仕事で叱られたのが原因で精神的に不安定になっていると考え，精神科のクリニックを受診したが，クリニックの担当医がてんかんを疑い当院に紹介した．
紹介時診断　側頭葉てんかんの疑い
診察・検査所見　最初のエピソードが仕事で叱られて帰宅した後だったため，付き添ってきた母親は仕事で悩んだのが具合が悪くなった原因と取りたがった．頭部MRIでは器質的異常を認めなかった．脳波検査では基礎波は11〜12Hz帯域のα波で，α波の出現量は多く，規則性・開眼抑制は良好であった．過呼吸による基礎波の高振幅徐波化はなかったが，過呼吸終了後30秒で単極導出で両側後頭に陽性棘波を認めた．突発波の出現は1回のみだが，発作症状は複雑部分発作と考えて矛盾しないと判断し，側頭葉てんかんと診断した．
経過　カルバマゼピン（CBZ）を100mg/日から開始し800mg/日まで徐々に増量して行ったが発作はまったく減少せず，月1〜2回の頻度で推移した．発作は朝方に多いが，仕事中や夕食前にも起きた．また，意識消失には至らないが，仕事が終わる時間近くになると目がぼやけて物が二重に見えたり，右手のピクツキ，全身の脱力が起こるようになった[注2]．

発作の他に初診後半年頃から朝なかなか起きられなくなったり，起きてもしばらくぼっとしていたり，休日は二度寝することが増えてきた[注3]．これらの症状と発作を本人と家族は仕事のストレスだと主張していた．

初診後10ヵ月目にはじめて全身けいれん発作[注4]が起きた．初診後11ヵ月目に，朝からまったく反応のない状態となり，尿失禁もみられた．当初家族はいつもの発作が長引いているだけと受け止めていたが，3時間たっても回復しないため当院経由でA大学高次救急センターに搬送となった．救急センター搬送時は昏睡状態[注5]で，緊急CT施行直後に全身けいれん発作となった．緊急採血結果で血糖値が33と低血糖であることが判明し，ブドウ糖の点滴で意識が回復した．意識状態と血糖値の明白な関連よりインスリノーマが疑われ，内科で精査の上膵臓に3ヵ所の腫瘍がみつかり摘出手術を受けた．<u>組織所見は良性であり，術後は低血糖になることはなく，意識消失発作もない</u>※1．なお，抗てんかん薬は入院と同時に中止されている．

その後胸腺カルチノイドと副甲状腺の腫瘍もみつかり，多発性内分泌腫瘍症（MEN）1型[注6)1)]を疑われ遺伝子検索を勧められている．

> **ここが着眼点！**
>
> ※1 ▶ 繰り返す意識消失発作はてんかん発作だけではない．

注1〜5）インスリノーマによる低血糖症状
注6）多発性内分泌腫瘍症（MEN）は複数の内分泌臓器および非内分泌臓器に異時性に良性，悪性の腫瘍が多発する症候群で，MEN1とMEN2の2疾患を含む．MEN1では副甲状腺機能亢進症，下垂体腺腫，膵消化管内分泌腫瘍が3大病変であり，他に副腎や皮膚，胸腺などにも腫瘍が発生する．

解説　血糖値の変動と発作の関係に注目―てんかん以外の意識消失発作

　本症例は11ヵ月近い外来診療期間の間，意識消失発作を繰り返し，昏睡状態に陥った際にインスリノーマによる低血糖発作だったことが判明した例である．昏睡状態時の処置が遅れれば死にいたった可能性もあり，筆者としては11ヵ月の間診断できずにいた反省の意味も含めて，二度と同様の例が診断治療に遅れることがなきよう呈示している．

　誤診の原因はてんかんの外来診療の盲点そのものにある．すなわち意識消失発作は自然に回復していて，外来診察には意識清明な状態で受診していた．そのため発作時の血糖値は測定不能で，脳波も意識清明な時しか取れなかった．低血糖時ならばなんらかの基礎波の徐波化等の異常所見[2,3]がみられたはずだが，本症例では施行できなかった．また，内科医ですらあまり診ないまれな疾患であること，さらにMEN1の家族歴がないこと等もインスリノーマによる低血糖発作の診断に至らなかった要因でもある．

　ただ，後にカルテを読み返してみると低血糖を疑う病歴を聴取していながらそれを診断に結びつけられなかったことに思い当たる．注1，2)は低血糖の症状としてよく挙げられているものであるし，発作は起床後朝食前や仕事中の空腹時が多かった．注2)の症状のうち「物が二重に見える」は投与中CBZの副作用と判断していた．CBZ等の抗てんかん薬がまったく功を奏しないことに疑問を感じた時点で，食事時間と発作の関係に注目していればもう少し早く診断できたかもしれない．

　この症例から学んだことは繰り返す意識消失発作はてんかん発作だけではないという点である．

文献

1) 難治性疾患研究班情報：内分泌疾患，多発性内分泌腫瘍症（平成22年度）
2) 馬目太永，高橋志雄，小野常夫，ほか：多彩な精神神経症状を伴った膵島腫瘍の1例．臨床脳波，25：142-143，1983.
3) 高橋志雄，堀越　立，太田聖一，ほか：精神疾患と脳波，6 症状精神病．臨床脳波，31：184-194，1989.
4) 遠藤みどり：内分泌疾患8 インスリノーマ．臨床精神医学講座第10巻 器質・症状性精神障害（松下正明，総編集）．中山書店，東京，pp.428-435，1997.

（管るみ子）

MEMO

第Ⅰ章・F　まぎらわしい身体疾患とてんかん

脳波異常を根拠にてんかん性頭痛として治療されていた遺尿症の幼児症例

● 症例⑥ ●
- 4歳女児
- 頭痛発作

既往歴	一次性夜尿症
発達歴	正常
家族歴	けいれん性疾患なし，頭痛なし
現病歴	4歳から覚醒時に急にしゃがみこむ発作を繰り返した．発作中，顔をしかめており，頭痛とみなされた．紹介医で脳波異常を指摘され，カルバマゼピン（CBZ）が開始された．約6ヵ月間にわたり治療を受けたが，CBZ増量に反応しないため紹介された．
紹介時診断	てんかん性頭痛
検査所見	発作間欠期脳波で両側の中心・側頭部に左右独立して棘波，鋭波，棘徐波を多数認める．
初診時診断	局在関連性てんかんの疑い
経過	入院し，主治医が直接，複数回の発作について症候を詳細に確認した※1（以下❶〜⓬に示す）．

❶覚醒時のみ出現
❷急にしゃがみこんで，じっとしている
❸苦しそうな表情
❹顔面紅潮
❺発作中に話しかけても返事をしないが視線は合う
❻倒れない
❼けいれんを伴わない
❽自動症を伴わない
❾持続1〜3分
❿頻度2〜3回/日
⓫発作直後に尿失禁を伴うことがある
⓬発作終了後，後睡眠を伴わない

ビデオ脳波モニタリングを施行したところ，発作間欠期には両側のローランド領域にてんかん性発射を多数認めた．一方，発作時脳波にはてんかん性変化を伴わなかった．この時点で非てんかん性発作と診断し，CBZを漸減中止した．断薬後，発作頻度は変化しなかった．

発作時にしゃがみこむ姿勢は常に一定であり，❶右下肢は膝を立て，足底全体を床につける，❷左下肢は膝を前方へ突き出し，足趾を床につけ踵を上げ，踵の上に体幹を乗せて座る，という特徴がみられた．発作直後に尿失禁を伴うことがあるため※2，昼間遺尿症の鑑別を行った．その結果，Vincent[1]が報告し，後にurge syndrome[2,3]と名付けられた昼間遺尿症に伴う行動と診断した．非てんかん性発作であるため抗てんかん薬は断薬のままとした．今後，児の成長に伴う改善を期待して，新たな治療は追加しない方針として退院した．

最終診断	❶urge syndrome，❷てんかん性脳波異常
最終処方	なし

ここが着眼点！

※1▶ 発作性疾患では症候学的診断を優先する．これが確立できていない段階で脳波検査を行うと，誤診を生じるリスクがある．

※2▶ てんかんを含む発作性疾患では発作自体のみならず，発作の前後の状態を確認することも重要である．

● 解　説 ●　脳波異常＝てんかんとは限らない，発作症候の詳細な確認を

Vincent（1966）はLancet誌に夜尿と昼間遺尿を伴う8歳女児の"curtsy sign"（しゃがんでお辞儀する婦人のさま）を報告した[1]．一側の踵の上に座るようにしゃがみ，自らの会陰部を圧迫して尿漏れを防ぐ仕草である．de Jonge[2,3]は"urge syndrome"と称し，発症は4〜5歳で，圧倒的に女児に多い（93例中，女児90例，男児3例）と報告した．発症頻度は4〜12歳の女児1,000人あたり1〜3例とされており，昼間遺尿症の女児では比較的多くみられる行動である．

本症例では前医によりてんかん性頭痛として治療を受けていた．ところが，本人と母親に詳しく

聞き取りを行ったところ，本人が「頭が痛い」と訴えたことは一度もないことが判明した．「しゃがみこんで苦しそうな表情をする」と母親が前医に訴えたところ，「頭が痛いのかもしれませんね」と解釈され，頭痛に対する精査の一環として脳波検査が施行された．その結果，棘波が検出され，てんかん性頭痛との診断に至ったという経緯であった．Urge syndromeは遺尿症に伴う行動の一種であり，てんかんとは無縁である．本来，脳波検査の適応ではなかった．頭痛の存在についても家族と前医の思い込みによる解釈であった．

本症例では脳波異常が検出された．小児ではローランド領域に無症候性のてんかん性発射がしばしば偶発的に発見される．しかし，発作間欠期脳波異常の存在のみでてんかんと診断することはできない．てんかんの診断には「てんかん発作」とみなされる発作症候の存在が必須である．

本症例はてんかんではなく，本来，抗てんかん薬は必要なかった．無用な薬物投与を避けるためにも症状の詳細な分析が必要である．症候学的診断を追求する姿勢を軽視してはならない．

文　献

1) Vincent SA：Postural control of urinary incontinence. The curtsy sign. Lancet, 2：631-632, 1966.
2) de Jonge GA：The urge syndrome. In：Bladder control and enuresis（eds Kolvin I, MacKeith RC, Meadow SR）. Spastics International Medical Publications, London, pp.66-69, 1973.
3) van Gool JD, de Jonge GA：Urge syndrome and urge incontinence. Arch Dis Child, 64：1629-1634, 1989.

（榎　日出夫）

MEMO

第Ⅰ章・G　まぎらわしい身体疾患とてんかん

発作的な不随意運動を繰り返していた家族症例

● 症例⑦ ●
▶12歳男性，右利き
▶動作を始めるときに急に体が動く

既往歴　乳児期を含めてけいれんの既往なし

家族歴　母親（41歳），妹（7歳）に同様の症状があるが，医療を受けていない．けいれんの家族歴なし．

現病歴　10歳から急に体が動く発作を日単位で繰り返した．意識減損は伴わない．他病院でてんかんを疑われ，脳波検査を勧められた．しかし，家族が医師の説明に納得できず，検査を受けなかった．妹が同様の症状を発症したことを契機に，12歳のときにかかりつけ医から当センターへ紹介された．

紹介時診断　てんかんの疑い

診察所見　神経学的異常所見なし

発作症候　患児と目撃者からの問診による発作症状を以下❶～⓫に示す．

❶ 急に立ったときなど，急に動作を開始した直後に出現※1
❷ 野球の部活ではウォーミングアップ開始時に多い
❸ 自分で用心しながら動き始めたときには出現しない
❹ 継続運動中には出現しない
❺ 一側の上下肢および顔面に出現
❻ 発作ごとに，右側のこともあるし，左側のこともある
❼ 捻れて硬直し，くねくね動く
❽ 意識は保たれる
❾ バランスを保つことが可能で，倒れない
❿ 持続30秒程度
⓫ 突然，終了し，麻痺を残さない

初診時診断　発作性運動誘発性舞踏アテトーゼ

患者への説明　症状からてんかんとは考えがたく，「発作性運動誘発性舞踏アテトーゼ」と診断する※2．この疾患は頭部MRIや脳波には異常が現れない．異常がないことを確認する目的で検査を勧める．遺伝子診断が可能であり，希望があれば実施する．

治療　カルバマゼピン（CBZ）が少量で奏効するとされている．副作用として，眠気，薬疹に注意していく．CBZは併用薬に制限があり，他の薬剤を使用する際には配慮が必要である．特にマクロライド系抗生剤は小児で頻用される薬剤であり，CBZとの併用は避けるように指導する．

検査結果　頭部MRI，発作間欠期脳波，血液生化学検査に異常なし．遺伝子検査にて本人，母親，妹においてPRRT2遺伝子変異を検出．

経過　初診の段階で問診により発作性運動誘発性舞踏アテトーゼと診断した．当日は血液生化学検査のみ行い，同日CBZ 100 mg/日（1.9 mg/kg/日）を処方した．服用開始当日以降，一度も発作を認めなかった．眠気と薬疹は生じなかった．後日，頭部MRIと脳波検査を施行し，いずれも異常所見を認めなかった．同量のCBZを継続し，2ヵ月後の血液検査で血中濃度のピーク値は4.0 μg/mLであった．以後，16歳の現在まで同量を継続しており，発作は完全に消失している．妹（7歳）も同時に治療を行い，CBZ 50 mg/日（1.9 mg/kg/日）開始後，すみやかに発作は消失した．母親は症状が軽減化しており，治療を希望されなかった．

最終診断　発作性運動誘発性舞踏アテトーゼ

最終処方　カルバマゼピン100 mg/日　分1朝

❌ ここが着眼点！

※1▶ てんかんを含む発作性疾患の問診では「いつ」「何をしているときに」発作が出現したのかを確認する．
※2▶ 発作性疾患では症候学的診断を優先する．これが確立できていない段階で検査を行うと，誤診を生じるリスクがある．

○ 解　説 ○　家族歴あり，予期せぬ運動開始で発作出現―考えられる疾患とは？

発作性運動誘発性舞踏アテトーゼ（paroxysmal kinesigenic choreoathtosis：PKC）は動作開始に伴って発作が誘発される疾患で，不随意運動と異常な肢位を特徴とする．具体的には，①家族歴を有する（常染色体優生遺伝），②乳児期にけいれん発作の既往を有することがある，③不随意運動発

作の発症は幼児から15歳が主体，④急に動作を開始した直後に出現，⑤一側上下肢，ときに顔面に出現，⑥発作ごとに，左右の側方性は一定しない，⑦捻れて硬直する，すなわちジストニアをきたす，⑧くねくねとしたゆっくりとした動きや，素早い動きを伴う，⑨意識は保たれる，⑩発作の持続は10秒〜30秒程度（1分未満），といった特徴がみられ，もっとも重要な点は，急な運動開始で発作が誘発されることである．特に予期せぬ運動開始で誘発されやすい．たとえば，授業中に指名されて立ち上がったとき，電話の呼び出し音が鳴って受話器を取ったときなどが契機になる．予期していても，タイミングを自分でコントロールできない状況では発作が誘発される．信号待ちをしていて青信号になって歩き始めたときがこれに相当する．

一般的な検査所見には異常所見を示さないので，この病態を理解せずに，むやみに検査を実施したところで診断には到達できない．このため，てんかんや心因性と誤認されることがある．筆者は4つの医療施設で心因性といわれてきたPKCの女児を経験したことがある．本症例は，前医でてんかんを疑われた．しかし，家族が医師の説明に納得できず，検査を受けなかった．

前頭葉てんかん（特に補足運動野起源）は症候学的にPKCに類似した特徴をもつ．しかし，本症例の症候は，①運動開始時に限定している，②睡眠中には出現しない，③発作ごとに左右の側方性が一定しない，という点で前頭葉てんかんの発作とは異なる．前頭葉てんかんであれば安静時や睡眠中にも発作が出現することが多く，運動開始時に限定した発作であればPKCを考える．このようにPKCの診断は，問診による発作症候の分析に依存している．このほかに家族歴や乳児けいれんの既往歴を考慮しておく．一般的な検査に異常はみられないので，検査実施の目的は異常がないことの確認に過ぎないことを理解しておく．発作症候の確認にはビデオ撮影が有用である．しかし，全例で医師が発作症候を視察で観察できるわけではない．その場合，症候の確認は問診に頼ることになり，ジストニアやアテトーゼの鑑別は困難である．このような観点から，choreoathetosisと呼ばず，単にdyskinesiaとすべきとの意見がある．近年の文献ではこの表記を採用し，paroxysmal kinesigenic dyskinesia（PKD）と記載されている場合が多い[1]．

PKCでは乳児期に無熱性けいれん発作の既往を有する症例が知られてきた．両者の合併はinfantile convulsion and choreoathetosis（ICCA）syndromeと呼ばれ，共通の遺伝子異常の関与が想定されてきた．2011年にChenら[2]はPKC（PKD）において*PRRT2*遺伝子変異を報告した．さらに2012年にはHeronら[3]がICCA syndromeにおいて同遺伝子変異を確認している．本症例では初診時にこの情報を家族に説明し，同意を得て遺伝子検査を施行した．その結果，本人，母親，妹において同遺伝子変異を確認した．

治療の第1選択薬はCBZである．てんかんにおける通常の維持量よりも少量で著効する．小児てんかんにおけるCBZの維持量は5〜20 mg/kg/日であるが，本症例も妹も1.9 mg/kg/日の少量で，内服開始当日から効果が得られた．このほかフェニトインも有効とされるが，長期内服における副作用を考慮すると，一般的には適応となりにくい．

母親は学童期に発症し，特に医療を受けずに過ごしてきた．41歳時点では症状が軽減しており，日常生活に支障がないので治療を希望されなかった．PKCは成人期以降，徐々に症状が自然に緩和することが知られている．

文献

1) Bruno MK, Hallett M, Gwinn-Hardy K, et al.：Clinical evaluation of idiopathic paroxysmal kinesigenic dyskinesia：new diagnostic criteria. Neurology, 63：2280-2287, 2004.
2) Chen WJ, Lin Y, Xiong ZQ, et al.：Exome sequencing identifies truncating mutations in PRRT2 that cause paroxysmal kinesigenic dyskinesia. Nat Genet, 43：1252-1255, 2011.
3) Heron SE, Grinton BE, Kivity S, et al.：PRRT2 mutations cause benign familial infantile epilepsy and infantile convulsions with choreoathetosis syndrome. Am J Hum Genet, 90：152-160, 2012.

（榎 日出夫）

第Ⅰ章

まぎらわしい身体疾患とてんかん

まとめ

　てんかんの治療は「てんかん」と正しく診断することから始まる．てんかんの原因は種々あり，その原因探索も重要となる．

❶ 発作症状の把握

　てんかん診断では発作症状（発作前後も含む）の把握がまず重要である．
　発作時には一部の部分発作以外，意識を失うことが多く，発作を自覚できない症例が多い．そのため，診察には発作の目撃者から情報を集めることが必要である．発作の特徴は同じ発作パターンを繰り返すことであり，前兆（予感）があるか否か，発作時に開眼しているか閉眼しているか，眼球偏倚の方向，尿失禁の有無，発作の起こる時間帯などを聴取する．
　発作症状の確認には携帯電話あるいはビデオで発作時の動画を撮影してもらうことも有力な手段である．診断が困難な場合には専門医へ紹介し，ビデオ・脳波同時記録による検査が必要なことが少なくない．

❷ 発作の始まる以前の環境と発作の起こる状況の聴取

　発作自体の症状の把握が重要であるが，発作の起こる直前，発作後の状態も問診する必要がある．どのような状況で発作が起こるか，発作が始まる前にあったエピソードは何か，それが心因となっていないかなど，初診が極めで，十分に時間をかける必要がある．その後の経過観察も必要で，経過によって診断が変わることは少なくない．とくに，脳性まひ，知的障害を伴う症例などでは主観的体験を問診できないことがあり，経過観察が重要である．

❸ 発作間欠期脳波は診断の補助手段

　てんかんの診療で脳波所見は有力な根拠を提供するが，発作間欠期脳波を過信してはならない．てんかんであっても異常脳波を検出できないことがある一方，異常脳波を検出してもてんかんでないこともある（突発性脳波異常を示したがてんかんでなかった症例（本誌p34，症例⑮参照）．また，発達障害を持つ患者では，小児期に異常脳波を示すことがある．

❹ 身体疾患の検索

　緊急の治療が必要か否かの判断のための検査，発作の背後に存在する身体疾患の同定は必須である．てんかんとして治療を開始しても発作が抑制されない場合，てんかん症状と合致しない症状・経過に気づいた場合には診断の再考が必要である．病態を理解できない場合には専門医に紹介することが必要である．

〈兼子　直〉

第Ⅱ章
まぎらわしい睡眠障害・解離性障害とてんかん

第Ⅱ章・A　まぎらわしい睡眠障害・解離性障害とてんかん

けいれん発作が繰り返された場合でも てんかんであるとは限らない 心理的原因にも注意が必要

● 症例⑧ ●

▶ 21歳（当科初診時）男性，右利き
▶ 両腕がぶるぶるとふるえるけいれん，および全身に及ぶけいれん発作が繰り返し生じる

既往歴・家族歴　特記事項なし．近親者にてんかんをもつ者はいない．

現病歴　専門学校卒業後X年より東京の美容院で働き始めたが，同年12月30日に勤務先で朝礼中に両腕がぶるぶるとけいれんし止まらなくなり，東京都内のA病院を救急受診．てんかんと診断されフェニトイン（PHT）静注後，カルバマゼピン（CBZ）400 mg/日が処方された．しかし，CBZ服薬でふらつきが生じたため内服を中止．その後，X＋1年1月13日には職場で全身をぶるぶるとふるわせるけいれんが生じたためA病院を受診（同日より10日あまり入院）し，PHT 200 mg/日が処方された．しかし，2月10日に美容院で再び全身がぶるぶるとふるえるけいれん（30分以上持続）を起こし，B病院に救急搬送された．ジアゼパム静注でけいれんが止まった後，A病院に転院（再入院）となったが，同院到着時には意識は清明であった．しかし，入院した2月10日夜には3回のけいれんが生じ，翌11日と12日にもけいれんが繰り返し出現したためジアゼパム，PHTの静注処置が施行された．2月14日にも10秒ほどけいれんが生じたが，2月16日にレベチラセタム（LEV）2000 mg/日，PHT 300 mg/日の処方となって以降，けいれんは抑制され，同院退院後，3月1日に当科紹介となった．なお，A病院からの診療情報提供書には，頭部MRIでは「海馬の左右差，萎縮，異常信号はない」との画像所見が記されていたが，EEGでは「左側頭葉にspike＋」との記載があった．同院からの最終的な処方はLEV 3000 mg/日，PHT 300 mg/日であった．

紹介時診断　側頭葉てんかん，けいれん重積発作後

診察所見　診察時，母親同伴であったが，不安で，おどおどした様子であった．てんかんとの診断，および抗てんかん薬の服薬に対して，本人，母親ともに必ずしも納得しておらず，精査を強く希望された．服薬はきちんとしていると話す一方で，日中に眠気が強く，ときに嘔気もあるとのことで薬物の副作用の心配も口にしていた．このため今後の方針として，確定診断のためEEG，頭部MRIを当科でも施行していくこと，眠気などの副作用症状が認められるため抗てんかん薬の血中濃度を含む血液検査も施行していくことを伝えた．

経過　3月8日再来受診時に検査結果を伝えたが，EEG（3月1日施行）では，てんかん性異常波の出現は認められず，頭部MRI（3月7日施行）でも異常は認められなかった．

面接時，これまで頻回に出現していた「けいれん」について本人より聴取した．それによれば，本人は東京の美容院での仕事と人間関係に大きな心理的ストレスを感じていたとのことであった．このため最初の「けいれん」を起こした12月30日の前日には，電話で美容院のオーナーに「職場をかえたい」「仕事を辞めたい」と話したが，「甘ったれるな」と一喝されてしまったという．翌日，「けいれん」を起こす直前には，「オーナーから何を言われるだろうか」と緊張し「精神的に追い詰められていた状態」であり，職場で両腕がぶるぶるとふるえだし止まらなくなってしまったという．このためA病院を救急受診することになるのだが意識ははっきりしていたとのことであった．

本人はその後職場に戻って仕事を続けていたものの，職場のストレスと疲労で，「頭の中がゴチャゴチャしていて仕事がこなせない状態」が続き，「オーナーや先輩達から怒られてばかり」であったという．==そうした心理的圧迫感を強く感じた時にけいれん様症状は出現し，「けいれん」は腕にとどまらず全身に及ぶことも多くなったとのことであった==[※1]．「けいれん」中には意識はあるが，病院で静注処置がなされた後に意識がなくなることもあったという．入院中に頻回にけいれん様症状が生じたことについては，今後どうなってしまうのかという不安が入院中持続しており，不安が強まると身体がふるえけいれん様の症状に至ってしまったという内容が語られた．発作を目撃したことのある母親からの聴取でも，「けいれん」の症状は手足をぶるぶるとふるわせるもので強直間代発作とは症状が異なり，尿失禁，流涎，咬舌などの症状も伴っていなかったことが確認された．

以上の問診および検査所見の結果より，診断は心因性非てんかん性発作（解離性けいれん）である可能性があることを伝え，今後薬物を減量していくこととEEGを繰り返し施行していくことを伝えた．なおPHT血中濃度は28.5 μg/mlと高値であった．

その後の外来通院では徐々に抗てんかん薬を減量し，6月7日の時点ですべての抗てんかん薬を中止した．それとともに眠気等の副作用症状は消失し，表情も明るくなり，治療終結とした．繰り返し施行したEEGにおいても異常所見は認められなかった．

最終診断　心因性非てんかん性発作（解離性けいれん）

※1 ▶ 心理的ストレスや不安が明確に存在し，それと関連してけいれん様症状が出現する場合には，心因性非てんかん性発作である可能性も考慮すべきである．

解 説　発作出現前の十分な状況聴取が鑑別のカギに

てんかんと鑑別を要するてんかん様症状のうち，心因性非てんかん性発作（Psychogenic Non-Epileptic Seizure：PNES）の占める割合は少なくない[1,2]．WHO が作成している国際疾病分類（ICD-10）では解離性けいれんというカテゴリーがあり，ともに心因によって生じるてんかん様症状である点で共通している．なお，同様の心因性の発作を示す用語として従来用いられてきた偽発作，擬似発作，ヒステリー発作等の用語は否定的なイメージから現在では使用されなくなってきている．

PNES の診断で重要な点は，症状として神経学的障害がなく，EEG でてんかん性異常所見を示さず，症状は不安やストレスによって誘発されやすいといった点である．発作出現前に何らかのストレスフルな出来事を体験していないかなど十分な聴取を行うことが，てんかんと PNES の鑑別診断に重要である．本症例の紹介元の A 病院の診療科は精神科ではなかったが，てんかん診療に携わる医師においては精神科的着眼点が必要な場合があると考えられる．

なお，PNES には，この発作のみが繰り返される場合の他に，てんかん発作が併存する場合，知的障害を伴う場合など様々な場合があり，状況に応じて治療方針も異なるため注意が必要である[2]．てんかん発作が併存しない PNES の場合には，本症例のように，原則としては抗てんかん薬の減量・中止を行う必要があるが，中止にあたって退薬症候群の出現する可能性などに注意が必要であるとともに，本人や家族に十分な説明を行うことが重要である．

文　献

1) Benbadis SR, Hauser WA：An estimate of the prevalence of psychogenic non-epileptic seizures. Seizure, 9：280-281, 2000.
2) 兼本浩祐：心因性非てんかん性発作（いわゆる偽発作）に関する診断・治療ガイドライン．てんかん研究, 26：478-482, 2009.

（和田一丸）

第Ⅱ章・B　まぎらわしい睡眠障害・解離性障害とてんかん

自身の証としての心因性非てんかん性発作

● 症例⑨ ●
- 29歳女性
- けいれん発作（時に重積発作）
- 過呼吸，抑うつ

既往歴　特になし．ただし，高校生ぐらいから，抑うつ感を感じる時期と，逆に気分が高揚する時期が周期的にあったようだ．日常生活には支障はなく，知的障害や問題行動等も認められなかった．

現病歴　13歳頃（199X年），過呼吸・意識減損・全身脱力が急に起こる「発作」で発症．高校入学時までに，同様の発作が2～3回あった．近医にてカルバマゼピン（CBZ）による加療を続け，一時期症状は改善したが，15歳頃には，ほぼ毎日のように発作が出現するようになった．CBZによる治療を続けたが発作の改善がなく，CBZ増量を試みるも眠気などの副作用が強く困難であった．22歳時に当院に薬剤調整および精査加療のため紹介受診となった．

初診時，少し緊張気味で落ち着かない様子であったが受け答えなどはしっかりしていて，バイトも続けていた．脳波所見として左側頭優位に鋭波または鋭徐波複合様の所見が何回かみられたが，はっきりとした棘波は認めなかった．MRI等の画像診断上も明らかな異常はなく，他の検査所見も正常．

当院受診時，CBZ 650 mg服用中だったが，眠気が強く増量は困難であったため，ガバペンチン（GBP）600 mg追加したが効果なく中止した．その後，ラモトリギン（LTG）150 mgを追加投与にて上記の「全身けいれん」様の発作症状の頻度は1回/月程度に減少した．しかし，200X年夏に，見当識障害・数十分にわたり持続する四肢のミオクローヌス様の発作が頻発し，「てんかん発作重積」の疑いで救急病院に入院となり，ミダゾラム持続静注にてようやく症状が軽快した．その後201X年頃から，同様のけいれん重積様の症状にて週に数回救急外来を受診するようになり，201X＋1年に精査のため入院加療となった．

紹介時診断　難治性てんかん

経過　入院中のビデオ脳波にて何回か確認された発作では，突然奇声を上る，後弓反張様にベッド上で体をそらせたり，跳ね上がったり首を苦しそうに左右に振る動作や，吐き気・腹痛，左上肢（時に両下肢）の間代様運動がみられた．これらの症状出現時には，意識減損のためか意思の疎通は不良であった．また，ベッドから転落したり，突然起き上がり歩き回るなどの症状も何回か出現した．いずれの「発作」症状も，出現するたびにパターンが変化し，持続時間は長いときは10分以上続いた．症状出現時は，閉眼している場合がほとんどであった．これらの<u>「発作時」にはてんかん性脳波異常はまったくみられず，症状の大半は非てんかん性である可能性が高いと考えられた</u>※1．

病態の主体は心因性非てんかん性発作（psychogenic non-epileptic seizure：PNES）の可能性が高かったため，実際のビデオ脳波記録を本人に見せながら，病態に関する説明をし，理解を促した．本人は比較的冷静に理解し，自分が対処すべきリスクが「てんかん」とは異なる病態であることが明確になり，むしろ安堵した様子でもあった．

また患者は，入院中および外来通院時の面接の際に，職場や家庭で自分の意見を強く主張することも多く，バイト先などで同僚などとの対人関係がぎくしゃくすることが時々あったことや，家人が本人の将来の目標に理解がないことなどを語っていた．こうしたことが本人のストレス要因となっている可能性があること，感情面では比較的活発で安定している時期と，自信がなくなり落ち込んでしまう時期があるというエピソードは双極性障害の併存の可能性があることについても心理教育的アプローチを行った．退院後も，これらの心理面でのリスクファクターに対してのセルフコントロールのスキルアップを図るため，カウンセリングを継続的に行っていくことにした．

また，本人の同意のもとで服用していた抗てんかん薬（AED）の漸減を開始した．

退院後，日常生活面は自立しており，一人暮らしをしながら介護福祉士になるための勉強を続け，本人の目標であった介護士の資格も取得した．就職し仕事も順調である．その後，2年ほどの経過で，すべての「発作」は消失した．しかし，<u>これまでの長期経過の中でもみられた気分の若干の変動が現在もあること，左側頭優位の鋭波・鋭徐波複合は現在も認められており，すべての「発作」がPNESかどうかはさらに検討を要することなどが課題として残っているため，脳波を含め定期的なフォローアップを今後も行っていくこととした</u>※2．

薬物療法に関しては，本人の希望も取り入れ，双極性障害の併存も考慮し少量のLTGのみの服用を当面は続け，他のAEDは漸減・中止した．さらに，就労の継続を目指して心理社会面での支援を総合的に行っていくこととした．

診断　❶PNES[1,3,4)]　❷双極性障害の疑い

> **ここが着眼点!**
>
> ※1▶ 疑う余地なく「てんかん」の診断が下されていても…
> ※2▶ いずれの症状が「裏」でも「表」であっても，丸ごと対応する．

解説　新たな出発点としての心因性非てんかん性発作

　本症例は，紹介時に，すでに「てんかん」としての長い病歴があり，本人も医療者側も「てんかん」として認識が固まっていたケースである．しかし，精査の結果，てんかんではなくPNESおよび双極性障害(疑い)の診断となった．

　てんかんの診断・治療においては多くの併存障害に注意を払う必要があるが，この症例は一見間違いなく「てんかん」の診断が確定的と思われる場合も例外ではないことを示している．PNESとはその名が示す通り，「心因」が大きく関与する病態である．しかしながら，心因を探ること，あるいは心因をダイレクトに治療目標として設定することは重要ではあるが簡単な作業ではない．「心因」がはっきりしない場合であっても，PNESを抱えながら患者自身が自己実現を図っていくプロセスを，治療者側がいかに支援していくかを企図していくことが大切である[1,2]．本症例では，本人の病態の理解も比較的良好で，自分自身が抱える課題としてPNESを受容しているように思われた．その後の良好な経過を踏まえて推察すると，「てんかん」ではなく「PNES」という新たな診断名が，自身の「証」となり，新たなスタートとしてポジティブな意味づけにつながった可能性も考えられた．また，現在もLTGのみ服用を続けているが，むしろ本剤が気分安定薬としての効果も併せ持つことを念頭に置いた処方である．てんかんにおける精神医学的な併存障害の治療においては，このような抗てんかん作用以外のAEDの臨床効果にも留意した薬物療法が有用な場合がある．

　PNESであるということは，その患者が「てんかん」という表舞台から裏側に追いやられるべき対象であるということではない[2,3]．むしろ，PNESにおいてこそ，精神科医や臨床心理士による継続的カウンセリング，就労や実生活のQOLを向上させるための精神保健福祉士(PSW)等による支援など，文字通り各専門性を活かした包括的連携が必要となる場合も少なくないのである．

文献

1) Dickinson P, Looper KJ：Psychogenic nonepileptic seizures：A current overview. Epilepsia, 10：1679-1689, 2012.
2) 岩佐博人：てんかん臨床のグレーゾーン．Modern physician, 34：235-238, 2014.
3) 兼本浩祐, 日本てんかん学会ガイドライン作成委員会：心因性非てんかん性発作(いわゆる偽発作)に関する診断・治療ガイドライン．てんかん研究, 26：478-482, 2009.
4) 日本神経学会, 監修, てんかん治療ガイドライン作成委員会, 編：てんかん治療ガイドライン2010. 医学書院, 東京, 2010(2016年改訂中)．

(岩佐博人)

第Ⅱ章・C　まぎらわしい睡眠障害・解離性障害とてんかん

てんかん発作らしい症状が反復しても てんかん発作とは限らない？

● 症例⑩ ●
▶ 27歳女性，右利き
▶ てんかん発作重積

生育歴・生活歴　出生発達の異常なし．大学卒業後大手企業に就職し営業職として勤務した．25歳時結婚を機に退職した．

現病歴　26歳第1子出産時に子癇と肺塞栓症を発症した．抗凝固療法を受け後遺症なく退院した．産後3ヵ月時に熱発しけいれんした．以後「けいれん」を繰り返し，てんかんとして治療されていた．家族から乳児を抱いている際てんかん発作が出現する危険性を指摘され不安が増強した．産後9ヵ月時，短時間ぼんやりする症状が出現し入院した．入院後「全身けいれん」が毎日出現しジアゼパムを静注された．数回の脳波検査では異常はなかった．ラモトリギンを追加され退院した．てんかんの相談のため夫とともに当院外来を受診した．患者は発作症状を憶えていなかったが，通院先の外来で乳児を抱きながら立って会計待ちをしていたときに発作が生じ，看護師に介抱されたエピソードを述べた．発作を目撃した夫は，「ぼんやりして反応が鈍くなる，夕方から就寝前に多い」と話した．診察医が，発作中に口をもぐもぐと動かすかと尋ねると，夫は肯定し，発作のたびに同症状を認めると述べた．症状の反復性からてんかんと判断され抗てんかん薬を継続する方針になった．産後15ヵ月時，意識減損する発作が週単位で出現し入院した．レベチラセタムを追加されたが，嘔気のため中止された．**発作が連日出現し，ジアゼパムを静注されたが徐々に効果が減弱し，ジアゼパム静注で発作が止まらないためプロポフォールを静注された**[※1]．発作が改善しないため当院に転院した．転院前に発作が生じプロポフォールを静注され，スタッフ同伴でストレッチャーに乗車し転院した．転院元のスタッフが帰院する際は年齢不相応な児戯的態度が目立ち退行が示唆された．

転院後経過　転院同日から開始した長時間ビデオ脳波モニタリングでは，**吐気，頭部の横揺れ，閉眼し顔をしかめ口を尖らせ歯を食いしばる，両上肢を屈曲し強直させる，等の症状が約30分にわたり，次々と変化しながら観察された**[※2]．この間脳波に突発波はなかった．約30分後自らナースコールを押し，「私注射しなくても発作が止まったんですね」と話した．外来の問診で口部自動症と判断された症状は，実際には口を尖らせ歯を食いしばる等の動きで，口部自動症と異なった．症状の現れ方と脳波からてんかん発作を否定し心因性非てんかん性発作（Psychogenic Non-epileptic Seizures：PNES）と診断した．頭部MRIでは異常を認めなかった．患者と夫にてんかん発作ではなくPNESであることを説明したところ，「てんかんでなくてよかった．子供を抱いているときに発作になったらと不安だった」と涙を流しながら述べた．PNESの診断後抗てんかん薬を中止し発作症状は消失した．

ここが着眼点！

※1 ▶ 抗てんかん薬とジアゼパムが無効のてんかんは，真に難治か見かけ上の難治かを評価する．
※2 ▶ さまざまな発作症状が変化しながら次々と現れるときは心因性非てんかん性発作の可能性を疑う．

● 解説 ●　発作症状は身振り・手振りで確認を，動画等の活用も有効

　通常の診療で，医師が患者のてんかん発作を目撃することは非常にまれであり，発作症状の聴取は，患者に発作の記憶がない限り，目撃者の情報が中心になる．目撃者はてんかん発作を初めて目撃することも多く，また発作途中からの観察のこともあり，発作症状の情報は限定される．発作症状を問診するときは，具体的，能動的に聴取することが重要であるが，医師が尋ねた発作症状を，患者や目撃者があると肯定した場合でも，医師と患者または目撃者でイメージしている症状が一致しているとは限らない．

　本症例では，診察医が目撃者の夫に，意識がぼんやりしているときに口をもぐもぐと動かしていたか尋ねたところ夫が肯定したことから，意識減

損に口部自動症を伴う状態と考え複雑部分発作と判断した．しかし，長時間ビデオ脳波モニタリング検査で観察された症状は，唇を尖らせる，歯を食いしばる，舌を突きだす，等の運動症状であり，咀嚼する動きとは異なった．

　医師が発作症状を正確に理解するために，患者・目撃者・医師が身振り，手振りで真似をしながら確認することは有用である．また，近年携帯端末等により動画撮影が容易になり，発作の動画があると実際の症状を観察できるため，患者の家族などに撮影を依頼しておくと重要な情報源になる．

　仮に本症例の症状が口部自動症と類似していたとしても，さまざまな症状が次々と現れて変化する，という経過から，てんかん発作とPNESを鑑別できる．発作発射の進展様式（どの経路をたどり，どの段階まで進展するか）は，個々の症例では一定しており発作毎に異なることはない．たとえば，右内側側頭葉てんかんの複雑部分発作では，上腹部不快感の後一点を凝視し口部自動症を伴い，右手の自動症，左手のジストニア姿位を認め，数分で終了する．本症例は，吐気をもよおした後，眼球を上転させる，両上肢を強直させる，頭部を左右に振る，等の症状が次々と変化しながら出現し，一定の発作発射の進展様式にもとづいているといえず，PNESと判断した．このように，PNESの診断は，発作症状そのものだけでなく，発作の始まりから終わりまで観察することが，てんかん発作との鑑別に有用である（表1）．医師は動画等を活用しながら，発作を可能な範囲で観察し，視覚的に身振り，手振り等を用いながら確かめることが重要である．

文　献

1) Lesser RP：Psychogenic seizures. Neurology, 6：1499-1507, 1996.

（村田佳子，渡辺雅子）

▼ 表1　てんかん発作と心因性発作の比較

	てんかん発作	心因性発作
誘因	まれ．情動的因子，環境因子の報告	情動的因子，環境因子
発作の開始	通常短い	緩徐で動揺性
持続時間	通常長くて2分以内	通常2分以上
開始時の症状	心窩部特殊感覚，行動変化，一側性感覚発作または運動発作	行動変化，過呼吸，頭のふらつき，四肢末端感覚異常，呼吸困難，心悸亢進，疑似睡眠状態
運動症状	両側の運動は通常同期性（前頭葉発作では非同期性あり）	非同期性運動，頭部の横揺れ，腰ふり動作，後弓反張，静止期をはさんで繰り返す
発声	叫声から始まる．絶叫も多い	叫声，啼泣あり
眼球	全身性強直間代発作時上転，部分発作時偏視	素早い瞬目，（強制）閉眼
外傷	咬舌（舌縁），打撲，裂傷多い	咬舌（舌尖），打撲，裂傷ありうる
反応性	複雑部分発作，GTCsでは反応性低下	しばしば減じ，発作中に変化する
失禁	しばしばあり	ありうる
発作の常同性	通常はほぼ一定パターン	変化することもしないこともあるが，パターンは時々ひどくまちまちである

(Lesser RP：Psychogenic seizures. Neurology, 6：1499-1507, 1996　Table より改変)

第Ⅱ章・D　まぎらわしい睡眠障害・解離性障害とてんかん

終夜睡眠ポリグラフィが捉えた，複雑部分発作に伴う発作性心停止

● 症例⑪ ●
▶ 66歳女性，右利き
▶ 夜中に窓をあけて外に出ようとする夜間の異常行動

既往歴　43歳：原発性胆汁性肝硬変，58歳：シェーグレン症候群，尿細管性アシドーシス（他院で治療中）

家族歴　てんかんの遺伝負因なし

現病歴　X－56年（10歳）に，全身のけいれん発作が出現した．その後，発作は治まっていたが，X－33年（33歳）の第2子出産後に，全身のけいれん発作を認めた．近医で，てんかんと診断され，内服治療が開始されたが，内服（内服薬の詳細不明）は不規則であった．全身けいれん発作の頻度は不明であるが，睡眠中の明け方に多く，起床時には頭痛を認めていた．X－21年（45歳）頃には，寝不足や月経時に年に1〜2回の全身のけいれん発作を認めていた．発作後に，徘徊して風呂場まで行ってしまうことがあった．X－18年（48歳）頃から，全身けいれん発作の頻度が月単位に増加したため，当院を受診し，ゾニサミド（zonisamide：ZNS）400 mg/日，カルバマゼピン（carbamazepine：CBZ）300 mg/日，フェニトイン（phenytoin：PHT）250 mg/日，バルプロ酸（valproic acid：VPA）800 mg/日などで治療され，内服コンプライアンスは改善し，X－12年（54歳）以降，睡眠中の全身のけいれん発作は消失した．しかし，<u>入浴中や食器を洗っている時に，急に呆とした様子で動作を止めることや，揚げ物をしている時にいつの間にか右手に火傷をしていることがあった</u>※1．起床時に前額部に覚えのない皮下血腫を認めることもあった．一旦，近医に転医したものの，X－6年（60歳）頃に再度当院へ転医し，CBZ 200 mg/日とクロナゼパム（clonazepam：CZP）1.5 mg/日で治療された．CBZの血中濃度は3.5 μg/mlであった．X－3年（63歳）以降も，全身のけいれん発作は認めなかったが，<u>睡眠中に目を開閉させている</u>※2 ことや朝起きると洗面所で倒れて失禁していることがあった．X年には，<u>真夜中にベランダの外から戸をドンドン叩いており</u>※3，家人が気づき患者を居間に入れたところ，患者は自ら自室に戻り眠りについたことがあった．明朝，患者は前夜のことをまったく覚えていなかった．このエピソードから，X年3月（66歳）に睡眠時随伴症の疑いのため，入院精査となった．

発作を疑われる症状　❶睡眠中に目を開閉させている，❷朝，洗面所で倒れて失禁している，❸真夜中に，ベランダの戸をどんどんと叩いていたが，本人は覚えていない．

入院時の診察，検査所見　一般身体所見，神経学的所見に特記すべきことなし．

心電図：洞調律，HR：56/min，QT：404 ms，QTc：350 ms.
血液検査：WBC：3070/μl，Hb：11.6 g/dl，Ht：34.7%，Plt：13.6×10⁴/μl と軽度の汎血球減少，BUN：21.1 mg/dl，Cre：1.26 mg/dl と軽度腎機能障害［CBZ］：6.8 μg/ml
内服薬：CBZ 300 mg/日，CZP 1.5 mg/日，アデニン 30 mg/日，漢方薬（抑肝散 7.5 g/日），ウルソデオキシコール酸 600 mg/日，重曹 15 g/日，グルコンサンカリウム 10 g/日，セビメリン塩酸塩 60 mg/日

画像所見　頭部MRI（X－1年）：明らかな異常所見は認めず．
発作間欠期SPECT（X－5年）：異常所見は認めず．
発作間欠期PET（X年）：異常所見は認めず．

入院後経過　X年6月に終夜睡眠ポリグラフィ検査（Polysomnography：PSG）を施行したところ，2回目のレム睡眠期に中枢性無呼吸（図1，矢印A）が始まり，その後，脳波では全般性に3〜4Hz，75μVの徐波（図1，矢印B）を認めた．続いて高振幅の徐波が両側広汎性に広がり，徐脈に続いて15秒間の心停止（図1，矢印C）を認めた．その後，脳波は，低振幅となり徐派の減少を認めた．心拍は自然に回復し（図1，矢印D），続いて呼吸も回復を認め，脳波は高振幅徐波となり20分間続いた．脳波上，徐波が出現している間，患者は横をむいたまま，微動にせず，目を開閉させるのみであった．翌朝，患者はこのエピソードを覚えておらず，頭痛などの訴えもなかった．加えて，レム睡眠期に，寝言や手を振り払う，バタバタさせるなどの異常行動を認め，レム期の筋電図の上昇であるREM sleep without atonia（RWA）を認めたため，レム睡眠行動障害（rem sleep behavior disorder：RBD）と診断した．PSGで発作性心停止を伴う複雑部分発作（complex partial seizure：CPS）と判断し，本人，家族に突然死の危険性が高い発作であることと，内服の重要性を再度説明し，てんかん発作コントロール目的で，CBZの用量を300 mg/日から400 mg/日に増量した．併発しているRBDについては，経過観察とした．

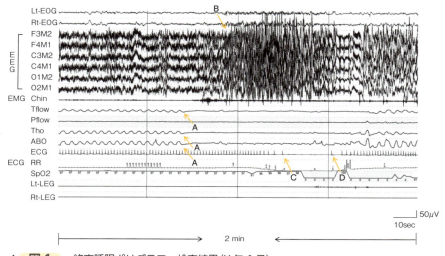

▲ 図1　終夜睡眠ポリグラフィ検査結果（X年6月）

ここが着眼点！

※1▶ 急な動作停止や覚えがない火傷などは複雑部分発作であることを示す．
※2▶ 目の開閉は自動症の可能性が高い．
※3▶ てんかん患者で，就寝後の徘徊などのエピソードは，てんかん発作だけでなく，レム睡眠行動障害や高齢の場合はせん妄である可能性も考慮しなければならない．

解説　　見逃しがちな夜間の発作に注意！　突然死のリスクも

1．発作について

本症例は，10歳で発症し33歳で再燃したてんかん患者である．睡眠中の全身のけいれん発作は二次性全般化発作と考えた．54歳以降は，はっきりとした二次性全般化発作は認めなかったが，覚醒時の動作停止や覚えがない火傷などのCPSを認めるようになった．PSGで，64秒の呼吸停止に続いて，高振幅徐波と脳波異常を認め，その後15秒の心停止を認めた一連のイベントに関しては，頭部MRI検査，身体所見で明らかな異常所見はなく，PSGで他に無呼吸や低呼吸を認めなかったことから呼吸性疾患の可能性は否定した．さらに，循環動態に異常は認めず，心疾患の既往がなくホルター心電図でも異常所見を認めなかったことから心疾患の可能性は低いと考えた．X-17年の脳波検査で，9Hzの後頭部優位のα波を基礎波とし，Fp1，F7に棘波を認めたため，左側頭葉てんかんと診断し，明らかな先行する発作波を認めなかったが，自律神経症状の発現時期に前後して高振幅徐波を認めており，てんかん発作の可能性が高いと考えた．さらに，意識がはっきりしておらず開閉眼といった自動症と考えられる症状があったことなどからCPSと考えた．主訴の「寝室の窓からベランダに出ていった行動」は，家人が話しかけても覚醒せず，また夢との関連もなかったことから，RBDではなくCPS後のもうろう状態と考えた．

2．RBDとの鑑別

RBDは，寝言や叫び，蹴ったり，隣で寝ているベットパートナーを殴ったり，立ち上がって走り

出すなどの異常行動である．体を揺するなどの刺激で容易に覚醒し，夢内容の想起は可能である．異常行動と陳述された夢内容は一致する．脳波上で，てんかん波がみられず，レム睡眠期には通常はみられない筋緊張，つまり，レム睡眠期にオトガイ筋や下肢筋電図が上昇を認め，これを REM sleep without atonia（RWA）と呼ぶ．RWA の存在は，RBD の診断には不可欠であるため，確定診断には PSG を要する．一方，CPS などのてんかん発作の場合には，脳波上でてんかん波を認め，外的刺激での覚醒は困難である．

3．突然死のリスク

「目撃者の有無に関係なく，外傷や溺死によらない，てんかん患者にみられる予期せぬ突然死で，発作の有無は問わないが発作重積は除外され，検視によって毒物や解剖学的原因が明らかにならないもの」を sudden unexpected death in epilepsy（SUDEP）と定義され，最近注目されている[1]．SUDEP の危険因子については，高い発作頻度，強直間代発作（generalized-tonic-clonic seizures：GTC），夜間の発作，若年でのてんかん発症，抗てんかん薬の多剤併用，頻回の薬剤変更，怠薬や急な服薬中断，長い罹病期間，若年成人，脳血管病変の欠如，症候性てんかん，男性，気管支喘息，アルコール乱用などが報告されているが[2〜4]，中でも GTC の存在，特に発作頻度が高いことは，主なリスク因子と考えられている[5]．また，長時間ビデオ脳波検査で心肺停止を起こした発作型は，GTC が多いが，一部 CPS に認められていたとの報告もあり，CPS での突然死のリスクがあることが指摘されている[6]．

本症例は，側頭葉てんかんで，夜間に CPS に伴う発作性心停止を認めた．自然回復したものの本人の自覚はなく，もし自宅であれば家人が気づく可能性は少なく，突然死のリスクは高い．そのため，内服コンプライアンスや自己モニタリングの向上，日常生活の見直しの上でも，患者や家族に突然死の可能性を伝えることは重要である．

このように，はっきりとした二次性全般化発作が消失し，一見てんかん発作のコントロールは良好にみえるものの，睡眠時の CPS だけが持続していた場合は，発作の自覚は難しく，発作の頻度や重症度を，本人，家族，および治療者が低く見積もってしまうおそれは高い．そのため治療者は，その点に十分に配慮し，本人や家族からの細かな情報に耳を傾け，かつ定期的な脳波検査を実施していく必要がある．

文　献

1) Nashef L：Sudden unexpected death in epilepsy：terminology and definitions. Epilepsia, 38：S6-8, 1997.
2) Hesdorffer DC, Tomson T：Sudden unexpected death in epilepsy. Potential role of antiepileptic drugs. CNS Drugs, 27：113-119, 2013.
3) Walczak TS, Leppik IE, D'Amelio M, et al.：Incidence and risk factors in sudden unexpected death in epilepsy：a prospective cohort study. Neurology, 56：519-525, 2001.
4) Lamberts RJ, Thijs RD, Laffan A, et al.：Sudden unexpected death in epilepsy：people with nocturnal seizures may be at highest risk. Epilepsia, 53：253-257, 2012.
5) Hesdorffer DC, Tomson T, Benn E, et al.：Do antiepileptic drugs or generalized tonic-clonic seizure frequency increase SUDEP risk？ A combined analysis. Epilepsia, 53：249-252, 2012.
6) Ryvlin P, Nashef L, Lhatoo SD, et al.：Incidence and mechanisms of cardiorespiratory arrests in epilepsy monitoring units（MORTEMUS）：a retrospective study. Lancet Neurol, 12：966-977, 2013.

〈塚田恵鯉子，渡辺雅子〉

睡眠障害を主訴として来院した症例

症例⑫
- 18歳女性，右利き
- **寝すぎてしまう**※1
- 体のピクつき
- 会話中は何を話しているかわからなくなることあり

家族歴 特記すべきことなし

既往歴 18歳くらいから日中の眠気を自覚．学校の試験や看護国家試験でも寝てしまうことがあった．寝つきは良く，中途覚醒や早朝覚醒なく熟眠感もあり．このため睡眠センターを受診．睡眠科の終夜睡眠ポリグラフィ（polysomnography：PSG）検査で脳波異常を指摘され当科紹介となった．

現病歴 中学生の頃から睡眠不足の時や居眠りから覚めた時に体のピクつきを自覚するようになった．体全体がピクついたり，文字を書いていて手がピクついたりする．体全体というのは肩からブルブルっと振るえる感じが1〜2秒．それ以外に，会話中に一瞬意識が途切れ，周囲が真っ白になることもある．そうした状況になると会話中に今何を話しているかわからなくなることもある．ブルブルや会話中の一瞬の途切れは，朝方1〜2回は起こる．

検査所見 他院MRIで所見なし．脳波所見では3〜4の全般性多棘徐波が何回か散発的に出現した．

経過 <u>現在本人は発作で困っていないことから，無投薬で経過をみることになった</u>※2．ただし半年後に結婚の予定であることから，万一の妊娠時に安全に投薬できる薬を予め確保しておくという意味でレベチラセタム1000 mgを試験的に結婚前までに2〜3ヵ月投薬し，安全性を確認することになった．

ここが着眼点!

※1▶ 患者・家族の主訴が必ずしも診断的に1番価値のある徴候ではないことに注意．
※2▶ ミオクロニー発作だけの若年ミオクロニーてんかんは必ずしも投薬を必要としない場合もある．

解説　"眠気"を主訴とする患者に潜むてんかん

思春期発症，両上肢のミオクロニー発作，寝起きに発作が集積していることの3点から若年ミオクロニーてんかんのトリアスが揃っており，さらに脳波上で多棘徐波が確認できたことから，診断が確定した症例である．興味深いのは眠気を主訴として睡眠科を受診し，睡眠科のPSGでてんかん波を指摘され，当科に紹介されるという経過をこの症例がたどった点であり，若年ミオクロニーてんかん（Juvenile myoclonic epilepsy：JME）がもしかすると過小診断されている可能性を示唆している．しかし他方でこの症例では，現在のところ治療は必要としておらず，積極的に診断をつけることにどの程度の意味があるのかという問題もある．

本症例では，いわゆるpraxis induced epilepsyの要素もあり，手と頭を使った行為（文字を書く）による反射てんかんの要素も訴えられている．具体的には書字の際に誘発されているが，書字てんかん"graphogenic epilepsy"は西洋では珍しく本邦に比較的報告が多い．しかしJMEに伴う反射てんかんは，書字だけではなくソロバンやピアノの演奏などむしろ手と頭を使う行為全体を誘発因としていて厳密な意味での書字てんかん（言語誘発てんかんの一型）ではないと考えられる．言語誘発てんかんの一型としての書字てんかんは非常に稀で，本邦にその報告はほぼ限られている．

本症例の短時間の意識消失は欠神発作の可能性はあるが，実際は数が少なく確認は困難で，欠神が明確に存在する場合，いうまでもなく本人が車の運転を希望する場合には治療対象となる．ただし本症例では車の運転は希望していなかった．JMEでは欠神発作は随伴してもよいが典型的な随伴症状ではない．

（兼本浩祐）

第Ⅱ章・F　まぎらわしい睡眠障害・解離性障害とてんかん

夜中に何度も覚醒する前頭葉てんかんの男児例

● 症例⑬ ●
- 6歳（当院初診時）男児，右利き
- 毎晩何度も突然起き上がり膝立ちとなる
- 体幹を前に突き出して前後に揺らし，膝で飛び跳ねながらぐるぐるその場で回る　その間は呼吸は早く苦しそうにしている（本人は胸が苦しかったと夜間覚醒のことを覚えている）
- いつも同じパターンで持続は1分前後である

既往歴　在胎39週3096g，胎児心拍低下のため緊急帝王切開にて出生．光線療法を受けた．4歳頃に入浴中に意識障害を起こし，救急車で搬送されたことがある．

家族歴　兄が熱性けいれんの既往あり．母はてんかんの診断で中学生まで抗てんかん薬にて治療を受けていた．

現病歴　X−2年より「睡眠中にいきなり起き上がり，呼吸が速く苦しそうになり，膝立でその場をぐるぐる回る．1分ほどで終わり，その後すぐ眠りに入る」といった症状がみられるようになった．毎晩3〜4回ありすべて同じパターンであった．他院で逆流性食道炎が疑われて2ヵ月間治療されるも効果なく，その後は抗てんかん薬が処方され，1ヵ月間この発作は止まっていた．再発したため，増量されたが改善得られず，X年には親の判断で抗てんかん薬は中止された．X年5月からは日中にも同様の発作を認めることがあった．X年10月には夜間のこの発作回数は5〜7回にまで増加し，持続は1分ほどでいつも同じパターンで，日中にも1回認めたため，当院を受診した．家族は，この睡眠の障害に対してカウンセリングを希望するとのことであった．

診察所見　体重17.85kg（−1.1SD）身長111.8cm（−1.2SD）皮膚，胸腹部所見に異常なく，神経学的にも特記すべき異常なし．学業も特に低下していなかった．不随意運動や小脳症状なく，眼底を含めた脳神経にも特記すべき所見はなかった．筋力の低下もなく運動機能にも異常なかった．

検査結果　血液検査では一般生化学検査，血液ガスも含め異常なく，心電図の異常もなかった．頭部MRIでも異常はなかった．外来で行った1回目の誘発睡眠脳波検査では覚醒時と睡眠時の脳波に異常はなかった（図1）．

夜間睡眠脳波所見　入院のうえ，夜間脳波検査を行った．長時間記録の中で，高振幅徐波や高振幅不規則棘徐波のburstを認めた．前頭部優位で電位は高かった[※1]（図2）．

脳磁図の結果　MRIにmapしたところ1ヵ所に局在しないが，ほぼ両側前頭葉に等価電流双極子が散在性に分布するのが観察された．

経過　当院初診時には毎晩夜間に発作を数回認め，日中にも1回認めることがあった．診断をつけるうえで脳波検査が重要と考え，入院の上夜間の脳波記録を行った．その結果脳波異常をとらえることができ，臨床経過とあわせて夜間前頭葉てんかんと診断した．カルバマゼピン（CBZ）を処方したところ発作は激減した．

また，家族歴もあったため，常染色体優性夜間前頭葉てん

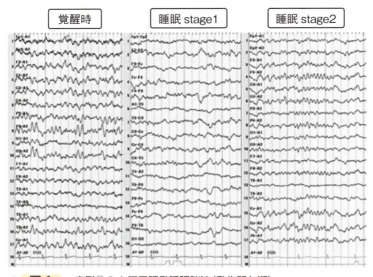

▲ 図1　症例⑬の1回目誘発睡眠脳波（発作間欠期）

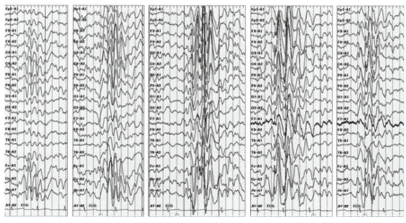

▲ 図2　症例⑬の夜間睡眠脳波（発作間欠期）

かんを疑ったが，既知の遺伝子異常は認めなかった（CHRNA4，CHRNB2，CHRNA2，KCNT1，DEPDC5 の遺伝子を直接シークエンス法により解析が行われたが異常は認めなかった）．

現在治療開始後 2 年が経過しているが，月に 1 回夜間睡眠中に発作を認める程度である．

ここが着眼点！

※1▶ 夜驚症と間違われている，夜間前頭葉てんかんの症例がある．夜間前頭葉てんかんの脳波異常は夜間睡眠脳波検査ではじめてとらえられる場合がある．

解説　小児の睡眠中の異常現象―夜間前頭葉てんかんの特徴とは？

睡眠に関連して起きる異常現象は睡眠時随伴症（parasomnia）といわれ，小児期に好発する夜驚症，夢中遊行，錯乱性覚醒などがある[1]．本症例も家族は当初，なんらかのストレスを抱えて睡眠障害を起こしているのではないかと心配して受診してきた．しかし病歴や夜間の異常行動の詳細聴取で夜間前頭葉てんかん発作が疑われた．夜間前頭葉てんかんの発作は①夜間に群発することが多く，②突然睡眠中に起き上がり，③激しく身体を1分ほど動かし，④発作中は意識があり発作のことを記憶している，などの特徴がある[2,3]．通常の脳波で異常が出ない場合も多く，発作時脳波でも筋電図のみで異常をとらえられない場合もあり，診断が困難なことがある．しかし，本症例のように夜間睡眠脳波検査を行うことによって脳波異常をとらえ診断に至る場合がある．小児の睡眠中の異常現象の鑑別に夜間前頭葉てんかんは忘れてはならない疾患である．

文献

1) Foldvary-Schaefer N, Alsheikhtaha Z：Complex nocturnal behaviors：Nocturnal seizures and parasomnias. Continuum（Minneap Minn），19：104-131，2013.
2) Ryvlin P, Rheims S, Risse G：Nocturnal frontal lobe epilepsy. Epilepsia, 47：83-86，2006.
3) Andermann F, Kobayashi E, Andermann E：Genetic focal epilepsies：State of the art and paths to the future. Epilepsia, 46：61-67，2005.

（佐野のぞみ）

第Ⅱ章・G　まぎらわしい睡眠障害・解離性障害とてんかん

てんかんとして治療されていた夢中遊行の学童症例

● 症例⑭ ●
- 10歳女児
- 夜中に歩き回る
- 睡眠中のけいれん

既往歴　けいれんなし
家族歴　けいれんなし
現病歴　3歳頃から夜泣きを繰り返していた．8歳で夜泣きは消失したが，代わって睡眠中に歩き回るようになった．これとは別に睡眠中に四肢のけいれん様症状もみられた．前医で脳波異常（焦点性発射および全般性発射）を指摘され，てんかんと診断された．カルバマゼピン（CBZ）が開始されたが症状が消失しないため，2年後に紹介された．
紹介時診断　複雑部分発作，二次性全般化発作，部分てんかん
検査所見　睡眠時脳波で左中心部にてんかん性棘波，全般性に wave and spike phantom を認める．頭部 MRI には異常を認めない．
父母からの問診により確認した発作症状
❶**21時に就寝し，23時頃に症状が出現**[※1]．父親の部屋まで歩いてきて，父親の膝の上に座る．階段を昇り降りする．ドアを開ける．トイレで排尿する．会話は成立しない．何かしゃべることがあるが，はっきり聞き取れない．翌朝，本人は症状を記憶していない．
❷睡眠中，四肢が一瞬，攣縮する．このとき眠ったままであり，閉眼を持続している．
初診時診断　夢中遊行，睡眠時ミオクローヌス
経過　**詳細な問診によって症候学的診断を行った**[※2]．その結果，歩き回る症状は夢中遊行，四肢の攣縮は睡眠時ミオクローヌスと考えた．持参された脳波では左中心部に棘波が出現し，睡眠時記録で増加していた．いわゆるローランド領域の脳波異常であり，小児では無症候性の場合が多いと家族に説明した．現在の2つの症状は，いずれもてんかん発作ではなく，抗てんかん薬は不要であり，中止可能と説明した．CBZ断薬後に「中心側頭部棘波を示す良性てんかん（BECTS）」を発症する可能性は否定できないので，BECTSの発作症状（シルビウス発作）について父母に説明した．夢中遊行ではドアを開けたり，階段を昇降したりできるので，誤って転倒し外傷を負うかもしれないということ，家族の見守りで事故を防止できるなら治療の必要はないが，治療する場合には漢方薬が有効であることを伝えた．睡眠時ミオクローヌスについても，治療は不要であると説明し，前医に逆紹介した．
最終診断　夢中遊行，睡眠時ミオクローヌス
最終処方　CBZ 漸減中止

❌ ここが着眼点！

- [※1]▶ てんかんを含む発作性疾患では「いつ発作が出現するか」を確認することが重要である．
- [※2]▶ 発作性疾患では症候学的診断を優先する．これが確立できていない段階で脳波検査を行うと，誤診を生じるリスクがある．

● 解　説 ●　睡眠中にみられる複雑な行動…これってんかん発作？

　夢中遊行（sleep walking）は幼児から学童期に生じる睡眠時随伴症（parasomnia）の一型である．その特徴として，①一晩の睡眠のうち，はじめの1/3で出現する，②合目的で複雑な行動をとる，③翌朝，その間のことを記憶していない，といった点が挙げられる．本症例の症状は，これらの特徴をよく満たしていた．症状の出現時間帯は一定であり，入眠後，約2時間であった．また「ドアを開ける」「階段昇降」「父親の部屋にたどり着く」「父親の膝の上に座る」「トイレで排尿して自分の部屋に戻って布団をかぶって寝る」のように，目的のある行動をとっていた．
　夢中遊行はノンレム睡眠で出現する．一方，レム睡眠行動障害（rapid eye movement sleep

behavior：RBD）はレム睡眠にみられる．一晩の睡眠のうち，ノンレム睡眠は前半，レム睡眠は後半で増強するので，両者の出現時間帯は異なる．夢中遊行の好発時間帯は前半1/3，一方，RBDは後半1/3である．RBDは中高年男性に多く，そもそも成人の病態であり，小児では鑑別の対象にならない．小児で睡眠の後半に症状がみられる場合には，悪夢（nightmare）を考える．悪夢はレム睡眠で出現し，覚醒後に夢の内容を詳細に記憶している．

本症例は前医で歩き回る症状を複雑部分発作，睡眠時ミオクローヌスを二次性全般化発作と判断され，てんかんとして加療された．てんかんの複雑部分発作でも睡眠中に歩くことがあり，夢中遊行との鑑別が必要である．夢中遊行では「複雑で，目的に適った行動」をとることが可能で，障害物を上手に避けて歩く．一方，複雑部分発作では，ドアの開閉，階段昇降といった目的のある行動は困難であり，障害物にぶつかってしまう．

このように出現時間帯や症状の特徴を理解すれば，てんかんとの鑑別はおおむね症候学的に行うことが可能である．しかし，てんかんの複雑部分発作で身振り自動症のように大きな動作を伴う場合には，睡眠時随伴症との鑑別が困難なことがあり，睡眠中のビデオ脳波モニタリングが必要となる場合がある．

本症例では発作間欠期に脳波異常が検出された．小児ではローランド領域に無症候性のてんかん性発射がしばしば認められることを理解しておかなければならない．脳波検査を行うと偶発的に発見される．また，wave and spike phantomは成人でもしばしば認められ，病的意義は乏しい．てんかんの診断には発作症状の症候学的分析が必須である．発作間欠期脳波異常のみを根拠としててんかんと診断することは危険である．本症例はてんかんではなく，本来，抗てんかん薬は必要なかった．無用な薬物投与を避けるためにも症候学的診断を追求する姿勢を軽視してはならない．

筆者は夢中遊行で夜間に道路を一人で歩いていたところを発見された幼児を経験したことがある．母親は患児を寝かしつけた後，別室にいたので，本人が玄関ドアを開けて外出したことに気づかなかった．夢中遊行では鍵を開けることができるので，家族の知らないうちに外出してしまうかもしれない．階段の昇降は可能であるが，転落のリスクがある．事故防止のため家族の見守りが必要である．見守りができれば，治療の対象とならない．治療を希望されるケースでは，漢方薬が奏効する．筆者は柴胡加竜骨牡蛎湯を第一選択としている．

（榎　日出夫）

第Ⅱ章
まぎらわしい睡眠障害・解離性障害とてんかん

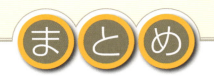

❶ 心因性非てんかん発作（PNES）

　てんかん学の分野で心因性非てんかん発作（Psychogenic Non-Epileptic Seizure：PNES）が話題になっているが，精神医学的には解離性障害，転換性障害と診断されるものである．

　PNESがてんかんと誤診されることは少なくない．一方，てんかん発作とPNESを合併していることもある．この場合は両疾患の治療が必要となる．知的障害や神経系障害で主観的な症状，自己の意思を周囲に伝えることが困難な症例にみられることが多い．脳波・ビデオ同時記録で発作症状と脳波所見が一致するか否かを検討すること，発作の頻度と発作の起こる時間帯を記録した表（発作日誌）を記録してもらうこと，発作前に不安，ストレスなどの誘因がないかなどの検討で鑑別する必要がある．人格障害，発達障害を持っている患者の場合には治療が継続しない，治りづらい傾向にある．

❷ 睡眠とてんかん

　睡眠サイクルとてんかんは関連することがある．覚醒時にのみ起こるてんかんがある一方，睡眠時に起こりやすいてんかんもある．前頭葉てんかんは睡眠中に起こりやすい．発作症状としてはa）睡眠中に突然覚醒する，b）もがくように体を動かす，c）夢中遊行のように歩き回るなどの特徴的な症状があるため，睡眠障害と誤診されることがある．診断には終夜睡眠ポリグラフィ検査が有力である．ナルコレプシーなどの各種睡眠障害はてんかんと誤診されることが少なくないので，鑑別が困難な場合には睡眠の専門家への紹介も考える．

〔兼子　直〕

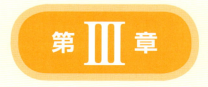

見落としがちなてんかん

第Ⅲ章・A　見落としがちなてんかん

突発性脳波異常を呈した自己臭症の1例

症例⑮
- 11歳（初診時）女性，右利き
- 自分から嫌な臭いが発散して，周囲を不快にさせる

既往歴・家族歴　10歳まで夜尿を認めた．発育歴に特記すべきことなし．けいれん発作の既往もない．
家族歴にも特記すべきことなし．

現病歴　X年1月，従姉が遊びに来た時に，本人と話す時のみに口と鼻に手を当てていることに気づき，ひどく気になった．3学期になって，登校したが，周囲から無視されているように感じ，しっくりいかない感じが強くなった．3学期が始まって数日してから，「自分がくさいのではないか，くさいので嫌われているのではないか」とひどく心配するようになった．「臭い」に関する苦悩は，デパートなど人が多く集まる場所で強くなり，自宅ではさほど苦痛にはならなかった．「臭い」は自分では感じないが，他人に不快を与えるのは確実だと思い，制服を毎日洗濯し，髪や足を何回も洗ったり，排便後などは，肛門を傷つけるぐらい紙で拭いたりした．
X年5月，「臭い」に関する訴えが増悪し，排便を嫌うあまり極端な食事制限をしたり，包丁を手首に当てる自殺企図もみられたため，総合病院精神科へ入院した．

経過　入院後，クロミプラミン30mg，クロルプロマジン30mgの投与を開始したが，自己臭に関する愁訴は，まったく軽快せず，特に排便に関して過敏であり，何度も処置を求めた．頭部CT，脳血流検査，血液生化学的検査では異常はなかったが，脳波で図1に示すように過呼吸時，軽睡眠期に頻発する棘・徐波複合を認めた※1．そのため，クロミプラミン，クロルプロマジンともに抜去したが，脳波所見，臨床所見とも不変であったので，バルプロ酸（VPA）400mg投与を開始した．
VPA投与後，「臭い」に関する愁訴は減弱し，7月に退院した．中学校へ入学する直前に一時的に「臭い」に関する愁訴が増悪したが，登校に支障なく，X+2年の段階で，自己臭体験は消失し，脳波異常も消失していた．なお，てんかん発作を疑わせる症状はみられていない．

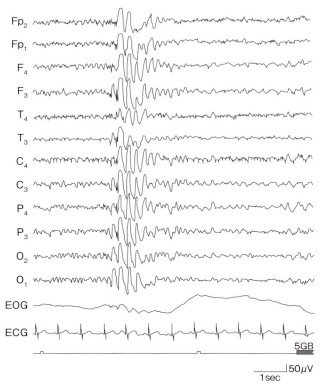

◀ **図1**　症例⑮の入院中未投薬時の脳波記録
汎性に棘・徐波複合を認める．
（木戸日出喜，ほか：突発性脳波異常を呈した自己臭症の1例．精神医学，31：674-676，1989より許諾を得て転載）

※1▶ 自己臭症の中にも突発性脳波異常がみられることがある.

解説　自己臭症でみられる脳波異常，その治療法とは？

　笠原ら[1]は，自己臭体験においては，①自分の身体のどこかから特有の臭いが漏れでており，②それが傍らにいる他者に不快を与え，③その結果，他者に忌避されると確信する，という分節構造がみられるとしている．本症例にもこの分節構造が認められ，宮本[2]の提言によれば，「自己臭症・関係妄想型」に該当すると考えられる．

　自己臭症の中には，突発性脳波異常がみられる症例があり，バルプロ酸（VPA）は有効な治療手段であると考えられた．

　なお，本症例は，すでに報告済みである[3]．

文　献

1) 笠原　嘉，藤縄　昭，関口英雄，ほか：正視恐怖・体臭恐怖―主として精神分裂病との境界例について―. 医学書院，東京，p.35，1972.
2) 宮本忠雄：自己臭症―その症候論的再考. 臨床精神医学，5：1223-1231，1976.
3) 木戸日出喜，島田真由美，岡田淳夫，ほか：突発性脳波異常を呈した自己臭症の1例. 精神医学，31：674-676，1989.

（木戸日出喜，安本真由美）

第Ⅲ章・B　見落としがちなてんかん

はじめは心因反応，それからアルツハイマー病と思われていた症例

● 症例⑯ ●
- 55歳男性，右利き
- まったくやる気がなく家に引きこもり会社にもいけない
- 記憶力が落ちている
- 毎夜寝入りばなに震える

既往歴・家族歴　特記すべきことなし

現病歴　X-2年頃から，寝入って30分以内に連日全身を震わす発作が出現するようになり，1分前後，目を見開いて震えその後のことは覚えていないという状態であった．この発作は，時には明け方覚醒前にも起こることがあった．

このため，X-2年，近医，神経内科を受診．MRIと脳波をとるも，異常がないため，夫婦間の葛藤と関連している可能性が高いというアドバイスを受けた．

X-1年頃からは，もの忘れと発動性の低下が目立つようになったため，近医，精神科を受診．アルツハイマー病の疑いでアリセプトが処方された[※1]．

初診時印象　自らはほとんど喋らず付き添いの妻がほとんどの受け答えをする．苦悶や訴えはほとんどなく抑うつではなく，アパシーが前景にたっている．

初診時主訴　家で引きこもり何もしない．

検査所見　MRIは特記すべき所見はないものの，睡眠時の脳波では陽性棘波らしきが持参脳波でも何度も観察された（図1は持参された脳波断片であるがモンタージュが添付されていなかったので実際にこれが陽性棘波かどうかは確定はできていない）．当院で投薬後記録した脳波所見では，異常波は出現していない．

経過　病歴から，焦点性てんかんの疑いが高いと考え，トピラマート（TPM）を開始したところ，50mg 1錠の時点で発作頻度は半減し，200mgまで増量した時点で発作は消失した[※2]．来院時点では記銘力は著しく低下し，アルツハイマー病で一人暮らしが困難となる位の程度であったが，半年ほどかけて徐々に回復し，1年後には年齢相応の水準に戻り，来院後1年目から仕事に復帰し現在は働いている．

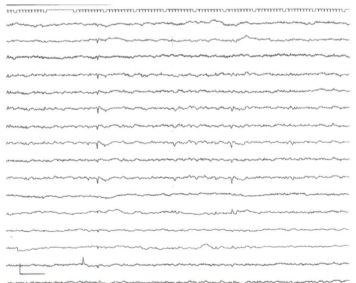

◀ 図1　症例⑯の脳波所見
モンタージュなしに持参されたもの．

※1 ▶ 高齢発症てんかんでは，時にアルツハイマー病との鑑別が問題になる場合がある．
※2 ▶ EEG，MRIの所見がなくとも投薬が必要なてんかん症例がある．

解　説　発作時状況から時機を失することなく適切な診断，治療を

　神経内科で検査所見がネガティブということで，治療の対象にならないと判断され，経過観察となる症例は少なくない．基本的にはてんかん性異常波は通常の頭皮上脳波では7割程度の陽性率であり，脳波所見・MRI所見がなくとも治療を開始したほうがよいと判断される場合もある．寝入りばなや明け方の浅い睡眠の時にもっぱら発作が出現していること，症状が単調でその繰り返しの後に次第に発動性が低下していることなどからてんかんの可能性があると考え，投薬による治療的診断を考えた．脳波所見があったため若干安心して治療を開始できたが，脳波所見がなくとも治療を開始せざるをえない場合も少なくない．本症例は焦点性てんかんと考えたわけであるが，脳波上の陽性棘波は偽陽性を示す場合があり，側頭部における陰性の棘波がペアで脳波所見のどこかに確認されない限り，参考所見に留めるべきであるともいえる．そうであるとすれば，本症例は，脳波所見を確認できなかった場合，どのように治療すべきかという問題をかなり尖鋭に問うている症例であるともいえる．

　TPMが選択されたのは薬疹の説明をしたところ，ナトリウムチャンネルブロッカーの投与に家人が強く反対したことと，レベチラセタムなどは当時発売されていなかったことによる．

　てんかんは治療が遅れるとこの症例のように人生の何年間かを棒に振ってしまうこともあるが，不必要な治療が行われると，てんかんとともに生きるという必要がない人に大きな制約を課することにもなる．正確な診断が望まれる所以である．

〔兼本浩祐〕

第Ⅲ章・C　見落としがちなてんかん

初回のビデオ脳波ではみられなかった脳波異常が 2 回目に記録された症例

症例⑰

- 34歳（当院初診時）女性，生来右利き
- 発作時右上下肢が強直し感覚がなくなる
- 発作の持続は 30 秒程度で意識は保たれている
- 発作頻度は 3～4 回/月であるが，時に重積状態に陥る

既往歴　特記事項なし

教育歴・職業歴　大学卒．ドラッグストアにパート勤務

生活歴　てんかん発症後，両親から近所に自分の存在を隠すなどの扱いを受けていた．20 歳時に結婚．自分の両親と同居していたが折り合いが悪く 26 歳時に転居．

現病歴　10 歳時，朝方に泡を吹いて倒れているのを発見され A 病院に救急搬送された．てんかんと診断されバルプロ酸内服開始．以後，発作は年に 1～2 回泡を吹いて倒れるものであった．20 歳頃より**右上下肢が強直し感覚がなくなる発作**[※1]が起こるようになった．単純部分発作と診断されカルバマゼピン，フェニトイン，マイスタン，レベチラセタム等を含む複数の抗てんかん薬を投与されたが発作のコントロールは困難であった．26 歳時より転居に伴い B 病院にて加療されたが，その後も発作のコントロールは困難のため 34 歳時当科に紹介された．

初診時所見　レベチラセタム 2000 mg/日，フェニトイン 250 mg/日，クロバザム 20 mg/日を内服中．神経心理テストでは，WAIS-Ⅲにて言語性 IQ：91，動作性 IQ：99，全 IQ：94，WMS-R にて言語性記憶：108，視覚性記憶：106，一般的記憶：109 であり，いずれも正常範囲内であった．MRI では脳実質に明らかな異常を認めず，FDG-PET では左前頭葉内側部の補足運動野に一致する領域にわずかな糖代謝低下所見が疑われた．

ビデオ脳波モニタリング所見（1 回目）　夜間に右上肢強直，しびれを伴う 30 秒程度の発作が数分おきに 2～3 時間継続していた．その間，会話は可能であり，看護師が何か話しかけると右上肢強直発作が起こる様子であった．また，抗てんかん薬は通常通り内服していたが，発作の回数は通常より明らかに多かった．発作時脳波では明らかなてんかん性異常波を認められず心因性非てんかん発作（psychogenic non-epileptic seizure：PNES）の可能性が高いと考えられた．

経過　その後，精神科に紹介し経過観察したが発作頻度に変化はみられなかった．発作により日常生活に支障をきたす状態が続くため，36 歳時 2 回目のビデオ脳波モニタリングを行った．

ビデオ脳波モニタリング所見（2 回目）　3 日間のモニタリング期間中，右上肢強直，しびれをきたす発作を数 10 回認めた．うち 8 回は睡眠時に開眼し右上肢の強直伸展，眼球・頭部の右への偏倚，左上肢の屈曲を示す発作であり，発作時脳波では背景脳波活動の平坦化および左前頭部優位の低振幅速波が認められた（図1）．うち 2 回の発作では，発作終了後 1～2 時間程度，数分おきに右上肢を強直させるが意識は保たれ会話ができる状態が続いた．その間は 1 回目のビデオ脳波モニタリング時と同様で明らかなてんかん性異常波を認めなかった．発作間欠期脳波では，頻度は低いが両側前頭部に棘徐波を認めた．

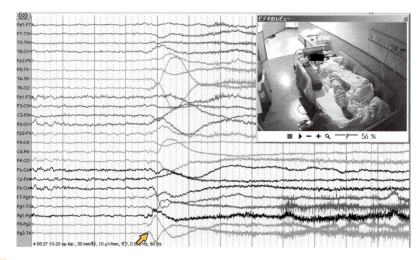

◀ **図1**

ビデオ脳波モニタリングによる発作時脳波所見

発作起始部を黄矢印で示す．右上肢の強直を示す発作で，脳波では背景脳波活動の平坦化および左前頭部優位の低振幅速波が認められる．

※1▶ 右上下肢の強直発作は左前頭葉内側部の補足運動野が，感覚障害は左頭頂葉一次感覚野が発作に巻き込まれている可能性を考える[1]．

解説　脳深部に発作起源がある場合は要注意！

　長時間ビデオ脳波モニタリングは通常2〜3日から1週間程度の期間で行われ，その間ビデオと脳波が同時に記録されており実際の発作を確認することができる．また，通常の脳波検査だけではとらえきれない発作間欠期の異常脳波をとらえることもできる．主な検査目的は，①てんかん発作・類型の分類，②てんかん発作と非てんかん発作の鑑別，③てんかんの焦点診断である[2]．モニタリング期間中に発作が起こらなかった場合や，てんかん焦点診断が困難な場合に，2回目のビデオ脳波モニタリングを行うことで診断が得られることがある[3]．

　非てんかん発作のうち，頻度の高いものの1つとしてPNESが挙げられる．PNESは心因反応によりてんかん発作と類似した症状を示すもので，てんかんとして初診する患者において5〜20%の頻度で認められるとされている[3]．兼本らの報告では，てんかんが疑われて来院した3,165名のうち2,692名がてんかんと診断，てんかん発作を伴わない純粋なPNESが116名，てんかん発作とPNESの併存が75名であった[4]．これらの診断にはビデオ脳波モニタリングが有用であるが，特にてんかん発作とPNESが併存するような場合は診断が困難なこともある．

　ビデオ脳波モニタリングは，同時記録された発作症状と発作時脳波から，てんかん発作が脳のどの部分から始まり，どのように拡がって行くのかを観察することができ，てんかん焦点診断に有用である．しかしながら，補足運動野，眼窩脳，帯状回など脳深部に発作起源がある場合は，ビデオ脳波モニタリングにおいても発作時異常脳波をとらえることが困難なことがある[5,6]．したがって，発作時脳波がはっきりしないことだけで非てんかん発作と断定することはできない．

　本症例では1回目のビデオ脳波モニタリングにて発作時の脳波異常が認められず純粋なPNESの可能性が高いと考えられたが，2回目のビデオ脳波モニタリングでは一部の発作でてんかん性異常脳波が認められた．本症例では，右上肢強直を主症状とすることから左補足運動野起源の純粋なてんかん発作，あるいはてんかん発作とPNESの併存のいずれも有り得ると考えている．

文献

1) 藤井正美，藤岡裕士，井本浩哉，ほか：てんかん外科のための発作症候学．脳神経外科ジャーナル，18：562-569，2009．
2) 松浦雅人，編，原　恵子，編集協力：てんかん診療のクリニカルクエスチョン 194．診断と治療社，東京，pp.100-105，2009．
3) Elgavish RA, Cabaniss WW：What is the diagnostic value of repeating a nondiagnostic video-EEG study？ J Clin Neurophysiol, 28：311-313, 2011.
4) 兼本浩祐，日本てんかん学会ガイドライン作成委員会（藤原建樹，池田昭夫，井上有史，ほか）：心因性非てんかん性発作（いわゆる偽発作）に関する診断・治療ガイドライン．てんかん研究，26：478-482，2009．
5) てんかん治療ガイドライン作成委員会，編：てんかん治療ガイドライン 2010．医学書院，東京，pp.126-130，2010．
6) Meierkord H, Will B, Fish D, et al.：The clinical features and prognosis of pseudoseizures diagnosed using video-EEG telemetry. Neurology, 41：1643-1646, 1991.

（香川幸太，飯田幸治）

第Ⅲ章・D　見落としがちなてんかん

心因性非てんかん性発作を伴う不登校とみられていた，前頭葉てんかんの中学生

● 症例⑱ ●
- 13歳女性
- けいれん発作

既往歴　特記事項なし
家族歴　けいれん性疾患なし
現病歴　X−1年7月（11歳）初回のけいれん発作が出現した．前医で脳波異常を検出されず，「思春期のストレス」と診断された[※1]．その後，月に1回程度の発作を繰り返した．定期的に脳波検査を施行されたが，薬物治療は受けていなかった．X年7月から発作頻度が増し，週に3〜4回となった．X年10月に一晩に3回の発作をきたし，当院へ救急搬送された．なお，X年4月中学校に入学後，不登校となっている．
前医での診断　心因性非てんかん性発作
救急搬送初診時所見　意識清明，四肢麻痺なし，歩行可能．発熱なし，嘔気あり．頭部CT，血液生化学検査に異常なし．
初診時の家族からの情報
問診による発作症状は以下のとおりである．
❶ すべての発作は睡眠中に出現[※2]
❷ 全身のけいれんで，右側が強い
❸ 開眼し，眼球上転
❹ 持続は数10秒〜2分程度
❺ 発作後，右半身の筋力が一過性に低下することあり
❻ 発作後，頭痛と嘔気を訴え，その後，入眠する
初診時診断　部分てんかん
経過　救急搬送され，0時に入院した．入院後，午前1時半に睡眠中，持続10数秒の短いけいれん発作が出現した．ジアゼパム坐剤を使用し，朝まで発作はみられなかった．朝，起床後は活気あり．同日の脳波検査でT3に頻回に棘波を検出した．部分てんかんと診断し，同日よりカルバマゼピン（CBZ）200 mg/日を開始した．その後，発作はなく，翌日退院した．開始当日以降，発作を認めず，同量を継続した．
　X+1年5月に発作が再燃した．ビデオ脳波モニタリングで右口角から始まり，右上肢へ広がる間代性けいれん発作を捕捉した．発作時脳波はT3起始であった．頭部MRIに異常なし．発作間欠期IMZ−SPECTにも有意な所見は認められなかった．CBZ増量で発作は抑制された．
最終診断　潜因性前頭葉てんかん
最終処方　カルバマゼピン600 mg/日

ここが着眼点！

※1▶「検査に異常なし」＝「心因性」という短絡は慎まなければならない．
※2▶てんかんを含む発作性疾患では「いつ発作が出現するか」を確認することが重要である．

● 解　説 ●　すべての発作が睡眠時に出現，発作時状況からてんかん発作と判断

　初発のけいれん発作は小学6年生で，このころ登校をしぶることが多かった．発作間欠期に脳波異常がみられないことから「思春期のストレス」と診断されていたケースである．不登校も合併するため，家族も「ストレス」との診断に納得しており，発作を繰り返しても慌てずに対応していた．しかし，次第に発作頻度が増し，ついに群発した．救急車を要請したところ，かかりつけ病院ではなく，当院へ救急搬送されて入院したという経緯である．前医で指摘された「ストレスに伴う発作」は心因性非てんかん性発作（psychogenic non-epileptic seizure：PNES）に相当すると考えられる．この病態はてんかんの診療現場においてしばしば経験する．しかし，本症例はPNESではなく，前頭葉てんかんであった．その診断に至る考察を以下に解説する．
　初診時の問診で，すべての発作は睡眠中に出現することが判明した．PNESならば覚醒時に出現

するはずである．ところが本症例では睡眠中のけいれんであり，てんかんの可能性が極めて高いと考えられる．発作は全身のけいれんであるが，優位側が一定で，Todd 麻痺も伴った．左右の側方性が常に一定しているという特徴を示した．一方，PNES では症状が変容しやすく，1 年以上の長い経過にわたり同じ症状を繰り返すことはまれである．PNES の発作は持続時間が長いことが多いが，本例では 2 分以内であった．発作中の持続的な開眼，発作後の頭痛・嘔気もてんかんに多い徴候である．これらの点を考慮すると，本例の発作はてんかんの部分発作として矛盾しない徴候と判断することができる．症候学的にてんかん発作と判断できる症状を繰り返した場合は，その時点でてんかんとの診断が可能である．前医では脳波異常がないことからてんかんを否定されていた．発作間欠期に脳波異常がなくても，症候学的にてんかん発作とみなされる症状を繰り返した場合には，てんかんと診断すべきである．

本症例は発作型と発作時脳波から左運動野起源の発作と考えられる．頭部 MRI と SPECT に異常はみられず，潜因性である．

（榎　日出夫）

第Ⅲ章・E　見落としがちなてんかん

チックと診断されていた良性小児てんかんの症例

● 症例⑲ ●
▶5歳男児
▶顔がぴくぴくする

既往歴	特記事項なし
発達歴	正常
家族歴	けいれん性疾患なし
現病歴	4歳で顔面がぴくぴくする症状に気づかれた．繰り返し出現するため1年後に前医を受診した．小児科医の診察でチックと診断され，当科へ紹介された．
紹介時診断	チック
初診時の家族からの情報	初診の際の母親による問診票の記載より，「叱られた後や疲れたときに顔面をぴくぴくと無意識にふるわせる」とのことであった．母親からの問診による発作症状は以下のとおりである．

❶夜間，睡眠中（入眠期または明け方）に出現※1
❷右顔面の間代性けいれん，まれに右上肢，極めてまれに右上下肢にも広がる
❸持続は数10秒〜2分，頻度は月に1回程度
❹発作中，呼びかけると反応することがある
❺本人は発作中のことを覚えていることがある

初診時診断	中心側頭部棘波を示す良性てんかん
経過	問診により発作は睡眠中に出現することが判明したのでチックを否定した．部分てんかんの可能性が高いと判断し，初診日に脳波検査を実施した．その結果，中心部〜側頭部にてんかん性鋭波（左優位）を認め，中心側頭部棘波を示す良性てんかんと診断した．カルバマゼピン（CBZ）100 mg/日を開始し，内服開始後は発作を認めない※2．
最終診断	中心側頭部棘波を示す良性てんかん
最終処方	カルバマゼピン 100 mg/日

ここが着眼点！

※1▶ てんかんを含む発作性疾患では「いつ発作が出現するか」を確認することが重要である．
※2▶ 小児の特発性局在関連性てんかんは自然治癒が期待できるので，薬物治療を行わない選択肢もある．

● 解説 ● 発作の出現のタイミングを見落とすな!!

中心側頭部棘波を示す良性てんかん（benign epilepsy with centotemporal spikes：BECTS）は特発性局在関連性てんかんである．小児てんかんの15〜25％を占め，小児ではもっとも頻度が高い代表的な病型である．その特徴として，①4〜10歳に好発，②男児に多い，③睡眠中（特に入眠期，覚醒直前）の片側顔面の間代性けいれん発作，④脳波で中心・側頭部に2, 3相性の鋭波が出現し，睡眠賦活で増強，⑤発作予後は良好で，思春期までに治癒する等があげられる．単純部分発作にとどまることが多いので，睡眠中の発作でも，途中で覚醒し，本人が呼びかけに反応できる場合がある．けいれん発作は片側の口周囲に限局することが多いが，ときに片側けいれんや二次性全般化をきたすことがある．もっぱら睡眠中の発作であるが，まれに覚醒時に出現することがあり，この場合には流涎，感覚異常を伴う．本症例では覚醒時に急に流涎をきたし，困った本人がティッシュペーパーを口に詰めたというエピソードを1回認めたことがあり，発作であった可能性が高い．

本症例は小児科医の診察でチックと診断されていた．チックも幼児から学童期に発症し，男児に多い．発症時期，性別がBECTSと近似しており，顔をしかめるような症状を繰り返す場合には両者の鑑別が必要である．最大の鑑別点は発作の出現タイミングである．BECTSでは大半の発作が睡眠中に出現する．一方，チックは覚醒時に限定的である．「いつ発作が出現するか」を確認すれば，

両者を混同することはない．しかし，実際にはチックと診断されていたBECTSを筆者は複数例経験している．てんかん診療では発作の出現タイミングが重要であり，てんかん専門医による問診では一般的な確認事項である．しかし，一般小児科診療では症状の出現タイミングを確認するという習慣が乏しく，見落とされやすい．なお，「叱られた後」に出現しやすいという母親の訴えは蓋然性がなく，思い込みと考えられる．

BECTSは発作頻度が低い場合があり，睡眠中に限定的であるから，治療を要しない場合も多い．自然治癒が期待できる病態であり，薬物治療を行うかどうかは家族と相談していく．本症例ではCBZが奏効した．その他の治療薬選択としてはバルプロ酸，ベンゾジアゼピン，レベチラセタムが有効である．CBZは，まれに脳波の悪化，全般発作(欠神，ミオクロニー発作)を誘発することがあるので，注意が必要である[1]．筆者は現在，CBZよりもベンゾジアゼピンかレベチラセタムを選択することが多い．

文献

1) Genton P：When antiepileptic drugs aggravate epilepsy. Brain Dev, 22：75-80, 2000.

(榎　日出夫)

パニック障害として加療されていたてんかんの症例

● 症例⑳ ●
▶ 67歳（当院初診時）男性，右利き
▶ 胸が苦しくなり，動悸がして汗が出る
▶ このまま心臓が止まってしまうのではないか，という恐怖に襲われる

|既往歴| 高血圧（50歳時），膀胱癌手術（64歳時）
|家族歴| 特記事項なし
|嗜好歴| 日本酒を1〜2合/日
|現病歴| 元来神経質で気が小さかった．X−3年10月に膀胱癌の手術を施行．X−2年10月に膀胱癌再発の可能性を指摘されて，以降，不安が強まり眠れなくなった．同年12月頃より，特に前触れなく「胸が苦しくなり，動悸がして，汗が出る」という発作が出現．持続時間は概ね3〜4秒であったが，30秒ほど持続することもあり，その際には「頭がボーっとする」という感覚を自覚していた．内科的精査が繰り返し行われるも異常は指摘されず，徐々に「発作がいつくるかわからない」という不安が強まり，次第に外出を避けるようになった．X−1年3月にA病院精神科を受診し，パニック障害と診断された．抗うつ薬，抗不安薬，睡眠薬にて加療されるも症状が持続したため，X年8月18日，当科紹介となった．

|初診時の所見まとめ|

❶ 約2年前より，パニック様発作が出現．発作出現に明らかな誘因はない
❷ 発作は，上腹部不快感→動悸→発汗の順に，同一パターンで起こる[※1]．「このまま心臓が止まってしまうのではないか」という恐怖を伴う
❸ 持続時間は概ね3〜4秒[※2]で，頻度は4〜5回/日
❹ 時に発作は30秒ほど持続し，その際は上記のパニック様発作に続いて意識減損を伴う

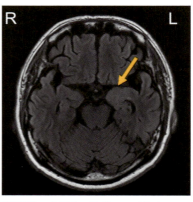

▲ **図1** 症例⑳の頭部MRI画像（T2 FLAIR）
左扁桃体肥大を認めた．

❺ 予期不安とそれに伴う回避行動
❻ 内科的精査（循環器系や血液検査など）で異常は指摘されていない

|経過| 入院中に施行された脳波検査で，左側頭前部に棘波を認め（AV誘導），F7に位相逆転を認めた（双極誘導）．また，頭部MRIで左扁桃体肥大（図1）を認めた．以上より，側頭葉てんかんと診断し，最終的な処方として，レベチラセタム2,000 mg/日，トピラマート50 mg/日で，発作および予期不安は完全に消失した．

🔍 ここが着眼点!

※1▶ 症状の出現パターンが同一であることがてんかんを疑わせる所見の1つである．
※2▶ 症状の持続時間が短いことがてんかんを疑わせる所見の1つである．

● 解 説 ● パニック障害？ 部分てんかん？ 知っておくべき鑑別点とは

　パニック障害との鑑別に苦慮した側頭葉てんかんの1例である．本症例は，神経質で気が小さいという病前性格や膀胱癌再発の可能性を指摘された以降に発作が出現したこと，予期不安とそれに伴う回避行動を認めたことなどから当初パニック障害と診断されたと考えられる．しかし，本症例では，発作の出現パターンが常に同一であったこと，発作の持続時間が短かったこと，時に意識減

損を伴ったことからてんかんの可能性が疑われた．発作間欠期脳波で左側頭前部に焦点が同定され，頭部MRIで左扁桃体肥大を認めたことから，扁桃体肥大を伴う側頭葉てんかん（症候群『症候性局在関連性てんかん』，発作型『複雑部分発作，単純部分発作で始まり意識減損に移行するもの』）と診断した．治療は，レベチラセタム500 mg/日で開始し，現在，レベチラセタム2,000 mg/日およびトピラマート50 mg/日で発作および予期不安は完全に消失している．てんかん治療ガイドライン2010[1]でも，成人においててんかんと鑑別されるべき疾患としてパニック障害が挙げられている（表1）．文献的考察よりパニック発作と部分てんかんの主な鑑別点を表2[2]にまとめた．一方，扁桃体肥大と側頭葉てんかんとの関連についても多数の報告[3]があり，扁桃体肥大を伴う側頭葉てんかんでは抗てんかん薬による薬物療法が著効するとの報告[4]もある．本症例から，てんかんと精神疾患の鑑別に，詳細な問診や脳波・頭部MRI検査が重要であることが改めて認識された．

文 献

1) 日本神経学会監修，てんかん治療ガイドライン作成委員会編：てんかん治療ガイドライン2010. 医学書院，東京，p.8, 2010.
2) Hurley RA, Fisher R, Taber KH：Sudden onset panic：epileptic aura or panic disorder？ J Neuropsychiat Clin Neurosci, 18：436-443, 2006.
3) Takaya S, Ikeda A, Mitsueda-Ono T, et al.：Temporal lobe epilepsy with amygdala enlargement：a morphologic and functional study. J Neuroimaging, 24：54-62, 2014.
4) Kimura Y, Sato N, Saito Y, et al.：Temporal lobe epilepsy with unilateral amygdala enlargement：morphometric MR analysis with clinical and pathological study. J Neuroimaging, 25：175-183, 2015.

（上野幹二，和田有司）

▼ **表1** 成人においててんかんと鑑別されるべき疾患

① 失神（神経調節性，心原性など）
② 心因性発作
③ 過呼吸やパニック障害
④ 脳卒中（脳梗塞，脳出血），一過性脳虚血発作
⑤ 急性中毒（薬物，アルコール），薬物離脱，アルコール離脱
⑥ 急性代謝障害（低血糖，テタニーなど）
⑦ 急性腎不全
⑧ 頭部外傷直後

（日本神経学会監修，てんかん治療ガイドライン作成委員会編：てんかん治療ガイドライン2010. 医学書院，東京，p.8, 2010より許諾を得て転載）

▼ **表2** パニック発作と部分てんかんの鑑別点

	パニック発作	部分てんかん
意識	清明	複雑部分発作で障害
持続時間	5〜10分	2分以内
発作症状	状況に応じて変化	常同的
既視感，幻覚	まれ	5％以上
自動症	まれ	複雑部分発作でしばしば
広場恐怖	一般的	発作に伴わない限りない
予期不安	ほぼ必発	通常ないが起こり得る
間欠期脳波	正常	しばしば異常
発作時脳波	正常	異常

(Hurley RA, et al.：Sudden onset panic：epileptic aura or panic disorder？ J Neuropsychiat Clin Neurosci, 18：436-443, 2006, Takaya S, et al.：Temporal lobe epilepsy with amygdala enlargement：a morphologic and functional study. J Neuroimaging, 24：54-62, 2014より一部改変)

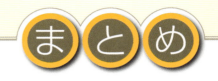

第Ⅲ章

見落としがちなてんかん

　精神科医が疾患を診断するときに，明らかにてんかんを示す証拠が得られないとき，あるいは症状が精神疾患に極めて類似するときには精神医学的な診断に傾きやすい．発作間欠期の突発性脳波異常＝てんかんと考えてしまうと，突発性脳波異常がある場合てんかんの over diagnosis に，あるいは異常波がなければてんかんを他の疾患と誤診してしまう（under diagnosis）ことにつながる．脳波はあくまでも補助診断であることに留意すべきである．

　認知症と誤診されているてんかん患者の場合には抗てんかん薬治療により症状は消失する．同様に本章では PNES，パニック障害，チックスなどとてんかんが誤診された症例が記載されている．治療経過中に，初診時の診断に疑問が生じた場合には再度診断しなおす必要がある．

（兼子　直）

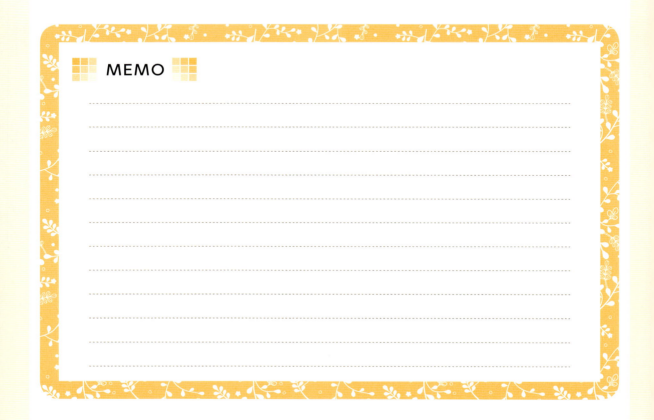

第Ⅳ章 経過中に精神症状を伴うてんかん

第Ⅳ章・A　経過中に精神症状を伴うてんかん

反復して精神病性挿間症を呈した症例

● 症例㉑ ●
- 28歳（精神病症状発症時）女性，右利き
- 精神病性挿間時は，幻覚妄想体験が活発である

既往歴・家族歴　弟に熱性けいれんあり．本人も1歳3ヵ月で2回の熱性けいれんを認めた．

現病歴　本例は10歳時に口唇チアノーゼから意識障害を呈する発作で初発し，左側頭葉に優勢な棘徐波結合がみられたため，側頭葉てんかんとして薬物治療が行われた．20歳過ぎからの発作型は，恐怖感を前兆とし，口唇部または言語自動症を伴う複雑部分発作で，頻度は年に2～3回であったが，恐怖前兆は週に3～4回経験していた．X-4年結婚し，翌年第1子を出産している．

X年7月，妊娠4ヵ月の時に，外界が奇妙に変化し周囲の人々が自分を嫌悪するように見つめていると感じるようになった．そして，このことが，「子供を産んではならない」という特別の意味があると直感し，人工流産を決行した．精神科主治医には人工流産のあと，前記のような体験を語ったため，投与中のカルバマゼピン（CBZ）を450 mgから600 mgに増量したところ約2週間で異常体験は消失した．脳波所見は不変であった．

経過　この最初の挿間症出現よりX+1年7月までの経過を図1に示した．本例は，以降2回の挿間症を認めた．2回目の出現は第2子出産にあたって，奇形発生を危惧しCBZを漸減中止する過程で生じた．特にCBZ完全抜去後に増悪し，ハロペリドール（HPD）の追加とCBZの800 mgまでの再開増量で，ようやく消退した．持続は約3ヵ月であり，恐怖前兆は増悪したが，脳波所見は不変であった．

3回目の出現は，精神症状が安定したため，HPDを抜去した1ヵ月半後より出現し，1ヵ月持続した．その時は，妊娠初期であったことが後に判明したが，3回目の挿間症に前駆する2ヵ月は恐怖前兆はまったく消失しており，脳波でも基礎律動の規則性が良好となり，正常化がみられた．フェニトイン（PHT）の血中レベルも上昇していたため，PHTの減量とHPD 2 mgの再開を行った．その結果，複雑部分発作が1度惹起され，恐怖前兆は再発したが，精神症状は消退した．脳波も，徐波の混入と徐波群発がみられ，3回目の挿間症出現以前に戻った．

本例の挿間症時の精神症状は，いずれも幻覚妄想状態が基盤をなし，考想伝播，妄想知覚，自分のことを批判する幻聴，電波がかかってくるという体感幻覚が主体であった[※1]．

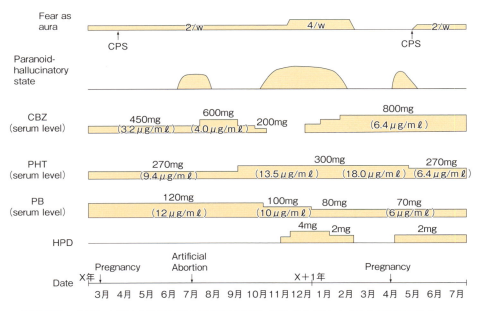

▲ 図1　症例㉑の精神病性挿間期とその臨床経過．薬物投与量はすべて1日量で示した．
（木戸日出喜，ほか：反復性に精神病性挿間を呈したてんかんの1例．北陸精神医学，2：44-49，1988より許諾を得て転載）

CPS（complex partial seizure）：複雑部分発作，CBZ（carbamazepine）：カルバマゼピン，PHT（phenytoin）：フェニトイン，PB（phenobarbital）：フェノバルビタール，HPD（haloperidol）：ハロペリドール

> **ここが着眼点！**
>
> ※1▶ 精神病性挿間症は辺縁系発作波に対して抑制系と興奮系のバランスが崩れた結果として生じたものと推察された．

● 解　説 ●　精神症状悪化時の脳波所見，血中濃度に注意

　てんかんの精神症状についてはすでに多くの報告があるが，本例は「正常レベルの意識での精神病的状態の中の挿間性精神病」に該当すると考えられる[1]．

　ここで，各挿間症の特徴を比較してみたい．際立って対照的なのは，第2回と第3回の挿間症である．それは，前者が発作閾値を低下させると思われる要因で誘発され，上昇をきたすと思われる要因で消退しているのに対し，後者はまったく正反対だからである．まず，3回目の挿間症については，PHTの血中レベルの上昇，恐怖前兆の消退，脳波の正常化がみられ，Landoltのいう強制正常化[2]がみられている．一方，2回目の挿間症についてはCBZの減量中止が引き金になっており，CBZの辺縁系発作抑制効果の減弱が挿間症を発生させたと考えられた．初回の挿間症についてはCBZの増量によって消退しており2回目の機序と同一と推定された．

　本症例は，Symondsの「シナプスにおける発作に対する抑制と促進のバランスの崩壊が精神症状を形成する」という指摘[3]を考える上で，極めて示唆に富むと考えられた．

　本症例はすでに発表済みである[4]．

文　献

1) 山口成良，木戸日出喜：てんかんの精神症状．精神医学，33：574-585，1991．
2) Landolt H：Serial electroencepharographic investigations during psychotic episodes and during schizophrenic attacks. In：Lectures on epilepsy（eds Haas M A）. Elsevier Pub. Co. Amsterdam, pp.91-133, 1958.
3) Symonds SC：The schizophrenia like psychosis of epilepsy. Discussion Proc Roy Soc Med, 55：311-315, 1962.
4) 木戸日出喜，長谷川充，坂本　宏，ほか：反復性に精神病性挿間を呈したてんかんの1例．北陸精神医学，2：44-49，1988．

（木戸日出喜）

第Ⅳ章・B　経過中に精神症状を伴うてんかん

措置入院や応急入院を要した発作間欠期精神病の1例

症例㉒
- 30歳（著者初診時）男性，右利き
- けいれん発作を生じる
- 夜間睡眠中に起き出して体を奇妙に動かす

既往歴　14歳時にけいれん発作を初発．15歳時より精神運動発作を生じ，精神科クリニックに通院し，抗てんかん薬の服用で発作は消失した．

家族歴　特記すべき事項なし（母方については詳細不明）．

現病歴　X－10年頃より年に数回けいれん発作を生じるようになり，夜間入眠後まもなく体を起こして前後左右に揺らしたり，部屋を歩き回ったりすることがあるため，X年2月A大学附属病院神経精神科を受診し，著者が主治医となった．

経過　入院中はけいれん発作も睡眠時の異常行動も認められなかった．以後側頭葉てんかんの疑いで同科に通院し，睡眠時の奇妙な行動は父親からしばしば報告されていた．同年7月より，頭部の異常感（「ボーっとする」，「プツプツという後頭の神経が切れる音がする」），胸部絞扼感，動悸，息詰まり感を断続的に訴えるようになった．X＋3年1月より同様の訴えが執拗で不安発作様となって時間外受診が重なり，同科に短期間の入院を繰り返した．脳波検査中にも同様の自覚症状を訴えたが，突発波は認められなかった．終夜睡眠脳波や24時間脳波でも特記すべき所見は得られなかった．

これらの身体化症状様訴えの要因として薬剤性も考え，カルバマゼピン600 mg/日（血中濃度3.9 mEq/ml）は変えず，フェニトインを270 mg/日から170 mg/日までに漸減したところ（同9.3 mEq/ml），同年9月より，車の運転中に信号で停止したあと助手席の父親の呼びかけに数秒間反応しないことやテレビを観ているうちに入眠したあと奇声を上げて座位になり，数秒から十数秒間両手で何かを持つような姿勢で「これでよいか」という言葉を繰り返す様子が認められるようになった．終夜睡眠脳波の再検では，両側前頭極～前頭領における中等～高等振幅の鋭波が散発的に，ときに連続して認められたが，発作時脳波は得られなかった．X＋7年1月より当科に通院し，複雑部分発作が月3～5回生じていた．

X＋9年より日蓮正宗に入信した．<u>X＋12年6月より「御本尊」の幻聴と「御本尊に殺される」という妄想が出現した</u>※1．ハロペリドールの追加投与は奏効せず，仏壇の裏側に貼ってある札をはがして海に沈める行動があり，それを注意した父親に暴力をふるった．一方，X＋11年より発作によると思われる車の追突・自損事故や暴走運転があった．X＋16年に父親が死亡し，発作状況を把握することは困難となった．

X＋19年8月近所の喫茶店に行って，店主の妻に店主の住所を執拗に尋ねたうえに暴力をふるった．その足で日蓮正宗のB寺に行き，門扉や住職宅の中を損壊した．2日後に当科に<u>措置入院</u>※2となってからも易刺激的・易怒的で身体拘束を要した．2週間後には落ち着いて，「（事件の数日前に）昼と夜の感覚を逆にするような発作があった．仏様がそのような発作を起こさせている．小さな声で頭の中に思いつかせる．声の主は北朝鮮金日成主席の通訳かと思った．5年後に金日成の生まれ変わりがあるので，その前にB寺が宗教を止めて悪いたくらみをするのでないかと思い，それを阻止しようと思って寺に行った」などと述べた．1ヵ月を経過したころより自発的には病的体験を話すことはなくなったが病識は出ず，病室からは怒鳴り声が聞こえた．X＋20年3月退院の前夜には，まとまらない言動を示し，休ませていると，急な反応消失と凝視，口角のひきつれ，手で周囲をまさぐる自動症，それに続くもうろう状態が観察され，複雑部分発作が複数回生じたと考えられた．

退院後は入院中にもみられていたパニック発作様の「神経の病気」（頭が変になり，雑念が浮かんで胸が苦しくなることの本人の表現）を生じ頻回に救急受診した．その時の訴えは，単なる不安発作ともいえず，体感幻覚様あるいは自生思考様であり，宗教妄想と結びついて易怒的・拒絶的となり2日間の<u>応急入院</u>※3を要することもあった．

X＋22年4月には自宅アパートの火事で焼け出されてC介護施設に緊急入所．「火事に遭ったことは憶えていない」と話し，てんかん発作が出火の原因となった可能性は否定できなかった．再診時には施設職員からチアノーゼと尿失禁を伴う全身けいれんや自室でドスンドスンと音をさせていることの報告があった．思路障害は目立たなかったが，その頃には生活の広がりがなく，表情は沈鬱で，服装や態度も何となくだらしなく，統合失調症にある陰性症状が感じられた．いくつかの新規抗精神病薬も試したが，精神病症状の改善はなかった．X＋23年9月早朝に胸苦を訴えて救急受診し，外来看護師は10数秒の全身のけいれん発作を観察．幻聴に耳を傾ける様子がみられ，「日蓮宗の人が耳元で叫んで脳に影響を与えてけいれんを起こしたり心臓を苦しくさせたりする」と述べて治療を拒否した．入院の提案も受け入れず，急に診察室から飛び出して病院玄関に停車していた他人の車を運転して事故死してしまった．

> **ここが着眼点！**
>
> ※1▶ 発作間欠期精神病は，通常てんかん発病後10数年後に発症することが多い．
> ※2, 3▶ 措置入院は精神保健福祉法において定められており，精神保健指定医2名が自傷他害のおそれがあると診断し，都道府県知事の命令により国または都道府県の設置する精神科病院あるいは指定病院に強制的に入院させるものである．応急入院も精神保健指定医の診察が必要で，応急入院指定病院への入院となる．

解　説　機を逃さず措置入院，応急入院の判断を

　本症例の主なてんかん発作は，側頭葉てんかんに特徴的な複雑部分発作と二次性全般化である．嘔気やめまいなどの前兆（単純部分発作）が報告されることはなかったが，「昼と夜の感覚を逆にするような発作」は単純部分発作であった可能性がある．一方，父親がしばしば報告した睡眠中の異常行動は前頭葉てんかんの過運動発作[1]を疑う．発作間欠期脳波で認められた突発波は両側前頭部に限局していた．

　てんかん精神病とは，てんかん発症後に意識清明な状態で生じ，幻覚・妄想などの陽性症状を呈する精神病である．その中でてんかん発作と時間的には関連なく生じるものが発作間欠期精神病であり，統合失調症様病像を呈することが多い[1,2]．発作間欠期精神病と診断するためには，発作時・発作周辺期・発作後の精神現象を注意深く除外する必要がある[2]．本症例では，宗教性を帯びた妄想はその切迫性が動揺するものの，死亡するまでの11年間の長期にわたり同じ内容で持続しており，発作間欠期の慢性精神病であると考えられる．しかし，その間もたびたびてんかん発作は生じ，連続した複雑部分発作も観察されたことから，発作後精神病が混在していた可能性は否定できない[2,3]．また，心気的な不安発作も，発作間欠期不快気分症[1]あるいは発作周辺期精神症状と関連している可能性もある．

　本症例はてんかんの経過中に統合失調症が併発したに過ぎないというとらえ方もありうるが，近年，てんかんと統合失調症を含む精神病との間には共通の脆弱性要因があると考えられている[1,2,4]．

　てんかんにおいても重症の精神病症状が出現して，自殺企図や他害行為のために精神科救急医療や精神保健福祉法における強制的入院を要することがあるので，時機を失しない対応が必要である．

文　献

1) 吉野相英，編：てんかん診療スキルアップ．医学書院，東京，2014．
2) Adachi N, Kanemoto K, de Toffol B, et al.：Basic treatment principles for psychotic disorders in patients with epilepsy. Epilepsia, 54(Suppl 1)：19-33, 2013.
3) Kanemoto K：発作後精神病．Trimble MR & Schmitz B（吉野相英，監訳）：臨床てんかん next step．新興医学出版社，東京，pp.73-87, 2013．
4) Clarke MC, Tanskanen A, Huttunen MO, et al.：Evidence for shared susceptibility to epilepsy and psychosis：a population-based family study. Biol Psychiatry, 71：836-839, 2012.

（藤井　勉）

第IV章・C 経過中に精神症状を伴うてんかん

空想的虚言がみられた外傷性てんかんの1例

● 症例㉓ ●
▶ 57歳男性，右利き
▶ 意識消失発作あり

生活歴 大学卒業後東京の大手生命保険会社に就職し若くして営業部長になる．結婚し子供もいたが，交通事故後離婚し妻子と別れ，郷里にもどった．

現病歴 35歳時スクーターを運転中に自動車にはねられ，頭部打撲し頭蓋内出血・脳挫傷を負った．事故後4ヵ月よりてんかん発作が初発した．発作は左手指の運動発作が前腕・上腕と上向するジャクソン型発作で，時に二次性全般化した．左手の動きを右手で押さえると発作が止まることもあった．当初は月数回みられていたが，東京の医療機関にて抗てんかん薬の調整を受け発作は抑制された．37歳時郷里で過ごすためA大学心身医療科外来に紹介となった．紹介時精神障害の障害年金を受給していた．

紹介時診断 外傷性てんかん，ジャクソン型発作

診察・検査所見 紹介の時点で発作は抑制されていた．左半身の不全麻痺のため右手で杖をついて歩行していた．会話は饒舌で一度自慢話が始まると治療者が切らない限り話が止まることはない．脳波は右中心・頭頂・後側頭・後頭に鋭波が頻発するが，時に左前頭・中心・前側頭に小棘徐波を認めた．頭部MRIは右前側頭葉・左前頭葉・左側頭葉に脳軟化巣があり，右側脳室の拡張もみられた（図1）．

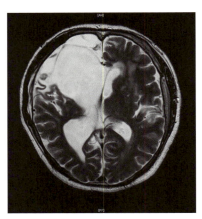

▲ **図1** 症例㉓の頭部MRI画像

経過 抗てんかん薬は紹介の時点でカルバマゼピン（CBZ）1200 mg/日，フェニトイン（PHT）240 mg/日，フェノバルビタール（PB）90 mg/日であったが，PHTの血中濃度が低かったため，PHTを漸減中止し，CBZ＋PBの2剤とした．

初診時より外来で一度話しが始まると止まらない状態であったが，話の基本はいかに自分が能力的に優れているか・有名かというところで，パターンもいくつか決まっていた．

パターン❶：仕事の依頼が多くて断るのが大変．営業部長・次長のポストを呈示されている．年収2500万でどうかとも．アリコジャパンからもスカウトがきた（外来中に携帯電話が鳴ると仕事を断るのが大変だからと言って出ない）．

パターン❷：自分の家族・知り合いが名医・偉い人（甥が教頭になった，医大の教授は同級生，銀行の頭取が飲み仲間）．

パターン❷の発展型：天皇・皇后両陛下と知り合いで，天皇陛下や宮内庁が電話してくる．皇后陛下が自分のアパートに会いに来る．

パターン❸：武道の達人（剣道の免許皆伝・師範，空手の大会で優勝した，韓国のテコンドーチームのコーチ，少林寺拳法の段をもっている）で，警察で護身術を教えた．防衛庁でも教えた．弟子が2000人いる．極真会館から誘いが来ている．

パターン❹：法学部の教授していた．今も東北大に頼まれて書き物している．値段が高くて学生の親が大変だから．東大大学院と共同研究している．

パターン❹の発展型：留学経験あるけどフランス語とドイツ語は忘れた．パリ大学の大学院が決まっていたのに妻に断られたのでマサチューセッツ工科大学に行った．

パターン❺：司法試験に合格し法務省に勤めた．暴力団の資金源を断つ方策を立てた．大阪で検察官になり暴力団撲滅のため2年間で30個近い会社をつぶした．裁判で死刑を求刑したら人殺しと言われた．外来の待合室で検察官時代の知り合いに会った．

パターン❻：大学4年の時税理士に受かった（これだけは事実）ので目をつけられた．就活は断るのに苦労した．三菱銀行の頭取が日参した．七十七銀行も来た．

これらの話は医師から切らない限りずっと続くが，頃合いを見計らって話を切っても怒らず，次回の外来の約束をして帰って行く．また，<u>武道の達人であると自慢した直後に，肥満解消とリハビリのため運動を勧めながら遠回しに発言を否定しても怒って反論することはない</u>※1．

WAIS知能検査では全IQ91，言語性IQ106，動作性IQ74．
MMPIではF尺度が低く，第1尺度（心気症），第4尺度（精神病質），第7尺度（精神衰弱）がTスコア65以上とやや高め

で，第0尺度（社会的内向）がTスコア40以下とやや低めであったため，気分屋で，不安定で，依存的．絶えず自分の価値について他者から保証してもらいたい傾向が伺えた．

ロールシャッハテストでは反応数12個と少なく，抑圧的で，創造的な生産性が低くなっていた．刺激に対して反応する時間も遅く，慎重な傾向があるかと思えば，捉え方が粗雑で現実検討能力の低さも伺えた．事故後の自分が置かれた状況については無意識のレベルでは怒りを感じていることも伺えた．

心理検査結果を総合するとパターン❶～❻までの話の内容は事実でないことは本人自身が認識できていると判断できる．

ここが着眼点！

※1▶ 妄想だと否定されると怒り出すが，空想的虚言では怒り出すことはなく，この点が空想と妄想の違いである．

◯ 解 説 ◯ 空想的虚言症の特徴，妄想との違いとは？

本症例は就労せず障害年金を受給しているという現実は認識し，現実を受け入れているのに，その現実とはまったくかけ離れた虚言を連ねる．虚言を否定しても怒ることはない．妄想だと否定されると怒り出すが，空想的虚言では怒り出すことはなく，この点が空想と妄想の違いである．

本症例は若くして大手の会社の営業部長になるという栄光の座から，事故により左半身の不全麻痺となり，てんかんを発症し，職を失い，離婚し妻子に去られるという不幸な人生に転落した．そのつらい現実から虚言に逃避し，逃避することで精神の均衡を保っているのかもしれない．本症例に限って言えば，虚言が生活に影響を与えていないことと，虚言が精神の均衡を保つ自己防衛と考え，可能な範囲で傾聴するしかないと対応してきた．

空想的虚言症に関する論文・著書は少ない．その発症の要因・背因についても不明である．本症例の脳の広範囲にわたる器質的障害がどこまで空想的虚言症に結び付くのかはより多くの症例の報告を待つしかない．

文 献

1) 秋元波留夫：空想的虚言者に蹂躙された日本．創造出版，東京，1996．

（管るみ子）

第Ⅳ章・D　経過中に精神症状を伴うてんかん

てんかん手術後に精神科的介入を要した症例

症例㉔
- 55歳（当院初診時）女性，生来右利き
- 抑うつ状態の悪化
- 未視感
- 高次脳機能障害
- 睡眠障害

既往歴　甲状腺機能低下症，**軽度抑うつ**[※1]

家族歴　父親が脳血栓症で死亡．母親はアルツハイマー型認知症．同胞3名第1子として出生．

生活歴　発育発達歴に特記事項なし．大学卒業後，百貨店の婦人服売り場に就職したが発作が出現し退職．27歳時に結婚し，夫の転勤とともに各地を転々とした．パン屋，介護施設で働いていたが，仕事が覚えられないため離職．

現病歴　23歳時に初発．詳細は不明．抗てんかん薬の処方が開始されたが病名は説明されていない．夫の転勤に伴い，全国各地の病院へ転医を繰り返していた．50歳からは近医にてカルバマゼピン（CBZ），レベチラセタム（LEV），フェニトイン（PHT），クロバザム（CLB），バルプロ酸（VPA）等の多剤併用が行われていたが，月単位の複雑部分発作（CPS）を認めていた．53歳時に外科治療適応評価のため当院脳神経外科に紹介受診となった．

初診時所見　意識清明，神経脱落症状なし．発作症状は呼びかけに対する反応がなくなり，動きが止まる発作で，以前は二次性全般化を伴っていた．発作頻度は月単位で，初診時にはCBZ 1100 mg/日，LEV 3000 mg/日，エチゾラム0.5 mg/日，レボチロキシン25μg/日が投与されていた．53歳時に行った神経心理学的検査ではWechsler adult intelligence scale-Ⅲ（WAIS-Ⅲ）にて言語性IQ：111，動作性IQ：116，全IQ：114，Wechsler memory scale-revised（WMS-R）にて言語性記憶：77，視覚性記憶：106，一般的記憶：84であり，知能はよく保たれていたが，言語性記憶が軽度低下していた．ワダテストで言語優位側は左半球，記憶優位側も左側と考えられた．頭部MRIにてT2強調/FLAIR画像で左側優位の両側海馬萎縮および高信号を認めた．Fluorodeoxyglucose-positron emission tomogramphy（FDG-PET）では左側頭葉内側から前方に糖代謝の低下を認めた．123I-iomazenil single photon emission computed tomogramphy（IMZ-SPECT）においても同様の領域にIMZの集積低下を認めた．

ビデオ脳波モニタリングにおいて動作停止，意識減損し右上肢のジストニー肢位から右へ頭部向反する複雑部分発作を捕捉し，発作時脳波でF7, T3および左蝶形骨誘導（Sp1）から始まるalpha帯域の律動波を認めた．発作間欠期では，発作起始部の他に頻度は少ないが，左前頭部（Fp1），側頭部後方（T5）に最大振幅を示す棘徐波を独立して認めた（図1）．

経過　上記所見より頭蓋内脳波を用いた焦点局在も考慮されたが，患者・家族からの希望により，56歳時に左選択的海馬扁桃体切除術を施行した．術後経過は良好で，精神症状の訴えもなく自宅退院となった．術後14病日での外来受診時では，発作は消失している（以後発作は寛解）が，"気分が落ち込んでいる"，"知っている場所にきているはずが知らない場所にいる感じがして，外出するのが怖い．自宅の中は大丈夫"，"本を読んでも意味が把握できない，自転車の乗り方がわからない，2つのことを同時にできず混乱する"，"夜に1時間半程度で目が覚めて3時間以上眠れない"などの多彩な症状（抑うつ状態，未視感，高次脳機能障害および睡眠障害など）の訴えがあった．まずはエチゾラム0.5 mg/日を追加併用したところ，術後3ヵ月時には高次脳機能障害は改善傾向となった．また，犬の散歩などの外出はできるようになったが，依然不安が強いため，術後117病日に当院精神科に紹介とした．同日行われた血液検査では甲状腺機能，薬物血中濃度を含め術前と同様（軽度肝機能障害，軽度甲状腺機能低下）で特記事項は認めなかった．精神科による診察では，こだわりが強く，認知機能低下を過度に意識して不安になっている，またそれを解消するように多弁で落ち着かない状態を指摘された．同日アルプラゾラム0.8 mg/日が追加された．術後138病日の再診時には，他人との会話に不安を自覚する被注視感に対してアルプラゾラムは1.6 mg/日に増量，リスペリドン1 mg/日が追加された．さらにアルプラゾラム1.2 mg/日，リスペリドン2 mg/日に調整され，術後173病日には抑うつ症状や，高次脳機能障害による日常生活での困難さは改善した．この頃には手術をしてよかったと思えるようになり，手術に対する感謝の言葉を述べるまで回復した．

> **ここが着眼点！**
>
> ※1 ▶ 選択的海馬扁桃体切除後に不安感の増悪を認め，精神科的介入が必要であったが，症状は一過性で適切な精神科的介入により改善した．

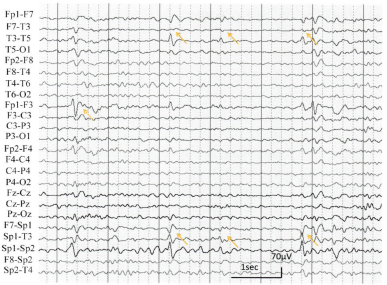

図1 睡眠時発作間欠期脳波所見 (10-20法,双極誘導)

左前頭側頭部(F7-T3)(黄矢印,実線)のほか,左前頭部(Fp1)(黄矢印,破線)にも最大振幅を示す棘徐波を独立して認める.
Sp1:左蝶形骨誘導,Sp2:右蝶形骨誘導

解説　病前から潜むうつ病の存在に注意！

　本症例は,優位側の選択的海馬扁桃体摘出術後に発作消失は得られたものの,抑うつ症状を主体とする精神症状,高次脳機能障害が顕在化した.これらの症状は約半年で改善が得られた.側頭葉てんかんの術後精神症状のうち,うつや不安障害はもっとも多く,3ヵ月以内に約1/3の患者にうつ症状が,1/2の患者にうつまたは不安障害がみられる.これらは6ヵ月を経過すると5〜14%に低下すると報告されている[1].危険因子のうちもっとも多いのが,病前からのうつ病の存在[2]であり,本症例でも軽度であるが抑うつ状態を認めておりエチゾラムが投与されていた.従来の報告[1]と同様,本症例でも適切な精神科的介入により約半年で抑うつ症状や高次脳機能障害は改善した.従来,発作に関連しない慢性精神病の合併は術前検査や周術期管理の妨げとなりうるため,てんかん外科の対象となりにくかった.しかし,適切な精神科的介入により症状がコントロールできる症例も多く,慢性精神病は必ずしもてんかん外科の禁忌とはならないと考えられつつある[3].術前に精神症状を認めている患者においても,適切な評価と治療で外科的な発作コントロールは可能である.

文献

1) Koch-Stoecker SC, Kanemoto K : Psychiatry and surgicall treatment. In : Epilepsy : Comprehensive Textbook(eds Engel J Jr, Pedley TA). 2nd ed., Lippincott Williams & Wilkins, Philadelphia, pp.2169-2178, 2008.
2) Foong J, Flugel D : Psychiatric outcome of surgery for temporal lobe epilepsy and presurgical considerations. Epilepsy Res, 75 : 84-96, 2007.
3) 松浦雅人:てんかん外科と情動・精神症状.難治性てんかんの外科治療—プラクティカル・ガイドブック(大槻泰介,三原忠紘,亀山茂樹,ほか,編).診断と治療社,東京,pp.220-223,2007.

（片桐匡弥,飯田幸治）

第Ⅳ章・E　経過中に精神症状を伴うてんかん

減弱精神病症状には抗精神病薬を投与しないのが原則

● 症例㉕ ●
▶17歳（当科初診時）女性，右利き
▶けいれん発作

家族歴　姉が妄想性障害

初診時所見　X−1年にけいれん発作が出現し，その後もほぼ毎月けいれん発作を起こすために，X年に当科初診となった．けいれん発作は最初に発語ができなくなる失語発作から始まり，直後に意識を失い転倒し強直間代発作を示す二次性全般化発作と思われた．神経学的検査，脳画像検査，血液検査では異常はなく，脳波で前頭優位の多棘徐波複合がみられ，前頭葉てんかん（疑い）の診断でテグレトールによる治療を開始し，500 mg/日（血中濃度約7 μg/ml）で発作はほぼ消失した．

経過　治療開始後，アルバイトを始めたが，X+5年，職場でのストレスから抑うつ状態（抑うつ気分，意欲低下，食欲低下，睡眠障害など）が出現した．大うつ病エピソードと診断して，抗うつ薬の投与を勧めたが姉の治療状況を知っていることから，副作用を強く懸念し同意が得られなかった．このため休息，精神療法，抗不安薬（ロラゼパム1〜1.5 mg/日）で治療を開始し，数ヵ月で回復した．X+7年，ストレスが続き，さまざまな身体愁訴（頭痛，腹痛，めまい，だるさ，吐気，しびれ，冷感など），不安・焦燥感，抑うつ気分（時に多幸），意欲低下，易刺激性，不眠など，数日〜1週間程度続く症状が間欠的に出現するようになり，仕事も継続困難となった．症状は月経周期との関連はなく，**てんかん特異的な感情・身体表現性障害［"発作間欠期不快気分障害 interictal dysphoric disorder"（IDD）］と診断し**※1（本誌 p.62−63，症例㉘参照），IDDに有効な抗うつ薬の治療を勧めたがやはり副作用を懸念し固辞したため，それまでの1ヵ月毎の通院を，詳細な評価と精神療法，環境調整を行うために毎週の通院に切り替え，ほどなく症状は軽減し，仕事を始めるようになった．

ところが，X+10年から，上記の症状に加えて一過性の幻覚体験，妄想的言動，まとまりない思考を認めるようになった．幻覚は，家族から名前を呼ばれる声や鳥の鳴き声が聞こえる（幻聴），鳥の姿が家の中にぼんやりと見える（幻視）というもので，切迫性はなく多くても週数回程度であった．また，妄想的言動とは，周りの人が自分のことを噂しているようだが勘違いかもしれないという妄想様観念で，いずれも精神病の診断基準には達しなかった．その後も，**精神病体験とIDDの症状は消長を繰り返しているが，対処法が強化されてきており，抗不安薬以外の向精神薬を投与することなく経過している**※2．ただし，就労への抵抗が強く自宅療養のままである．

ここが着眼点！

- ※1▶ 発作間欠期不快気分障害がみられた場合，精神病の前駆症状の可能性を考慮する．
- ※2▶ 減弱精神病症状に対しては，詳細なモニタリングにもとづく精神療法や環境調整を行い，抗精神病薬を投与しないのが原則．

● 解説 ●　IDDに対する注意深いモニタリングと評価で精神症状の悪化を防ぐ

てんかんでは精神病症状をはじめとした種々の精神症状を伴いやすいことは古くから知られている．精神病の発症経路の1つとして，IDDから始まり，徐々に一過性の軽微な精神病症状（幻覚，妄想，思考解体など）が加わり，さらに診断基準に合致する本格的な精神病状態に発展することが知られている[1,2]．この場合，IDDに対して注意深いモニタリングと評価を行うことで本格的な精神病を予防することが期待される[2]．本症例では，てんかん発症後5年を経過してうつ病エピソード，発症7年後からIDD，発症10年後から軽微な精神病症状が展開してきた．モニタリングと評価，精神療法，環境調整を中心に治療を行い，本格的な精神病には発展していないが，社会機能は低下し

たままで，今後，社会資源を活用することなどで改善を図っていく必要がある．

　近年，精神病の予防研究が発展し，精神病の主要な発症経路として，非特異的な精神症状（不安，抑うつ）や行動変化（引きこもり）から始まり，徐々に軽微な精神病症状が出現し，その後，最初の非特異的な症状から5〜10年程度で，精神病の顕在発症に至ることが明らかになり，これらに対する二次予防の研究が発展してきた[3]．これは前述のてんかんでの精神病の発症経路と酷似しており，精神病の予防研究の知見が応用できることが期待される．たとえば，軽微な精神病症状に対する通常治療は詳細なモニタリングを基盤にした精神療法や環境調整が中心で，症状に応じて抗不安薬，抗うつ薬，睡眠薬を使用する[4]．急速な精神病の進展や行動変化（自傷，攻撃）がない限りは原則，リスク便益を考慮して抗精神病薬を使用しない[5]．軽微な精神病症状は，2013年改訂の米国精神医学会の診断基準であるDSM-5では，減弱精神病症候群 attenuated psychotic syndrome（APS）として，第3部の「今後の研究のための病態」の1つとして収載された[6]．

　なお，本症例の記載内容は個人情報に配慮して一部改変し，また患者からの承諾を得ている．

文　　献

1) Blumer D, Wakhlu S, Montouris G, et al.：Treatment of the interictal psychoses. J Clin Psychiatry, 61：110-122, 2000.
2) 松岡洋夫：てんかん患者に出現する精神症状に対する早期介入の可能性．精神医学，50：265-271，2008．
3) 松岡洋夫：若者のメンタルヘルスケアに向けて：精神病の早期介入研究から見えてきたこと．精神経誌，114：303-309，2012．
4) Carpenter WT：Attenuated psychosis syndrome：Need for debate on a new disorder. Psychopathology, 47：287-291, 2014.
5) Fusar-Poli P, Borgwardt S, Bechdolf A, et al.：The Psychosis high-risk state：A comprehensive state-of-the-art review. JAMA Psychiatry, 70：107-120, 2013.
6) 松岡洋夫：減弱精神病症候群（準精神病症候群）：DSM-5を読み解く：伝統的精神病理，DSM-IV，ICD-10をふまえた新時代の精神科診断（神庭重信，総編集／村井俊哉，宮田久嗣，編集）．第2巻　統合失調スペクトラム障害および他の精神病性障害，物質関連障害および嗜癖性障害群．中山書店，東京，pp.84-90，2014．

〈松岡洋夫〉

第Ⅳ章・F　経過中に精神症状を伴うてんかん

抗てんかん薬中止により暴力行為が消失した1例

症例㉖
- 14歳（当院初診時）男性，右利き
- 易怒性，暴力あり

既往歴・家族歴　特変なし．満期産，正常分娩．発達の遅れの指摘なし．

現病歴　本来は温和，無口な性格という．小学校時，特に行動の問題はなかった．X−7年（7歳時）8月頃，四肢を硬くして動かなくなる発作が生じたという．覚醒時だったらしい．小学校後半から右口角のひきつれが数秒出現し，その後無反応になる発作が年に5〜10回出現するようになったという．睡眠との関係に関してはあいまいな情報しか得られていない．ぼんやりとして口をモグモグさせる数分間（？）の発作も年に数回あったらしい．治療歴としては，X−7年8月から近医小児科受診し，バルプロ酸を投与されたが，けいれんの抑制が困難なためX−3年7月からはカルバマゼピンへ変更，さらにゾニサミドが追加された．提供を受けた同時期の脳波所見を図1に示す．<u>後頭部に9〜10 Hzのα波がみられ，右の前頭−中心部中心に高振幅の鋭徐波が頻発している</u>※1．良性ローランドてんかんを否定できないと考えられていたらしい．X−2年頃からは発作は抑制されたという．X−1年頃から気に入らないとバットを振り回す，「火をつける」と言い灯油とライターを持ち出すなどの問題行動出現とともに不登校となった．ゾニサミド追加直後からの変化ではなかったようだ．

X年11月（14歳時），総合病院精神科を初診，精神科病院における入院治療相当と判断され，同月に当院を初診した．

初診後の経過　初診時の観察では，やや眠たげで緩慢な態度が目立った．<u>質問すると本人も「眠い．頭の中がすっきりしない．言葉がスラスラでない．まずいと思うがカッときやすい」と述べる</u>※2．処方は1日量としてゾニサミド200 mg，クロナゼパム1 mg，ジアゼパム4 mgだった．抗てんかん薬副作用の眠気にもとづく易刺激性を疑い，両親と相談し，通院で処方調整し，反応をみる方針とした．当日はジアゼパムを中止した．1週後の来院時には眠気が減少したという．易刺激性も少し軽減していた．その後は数週毎に通院し，クロ

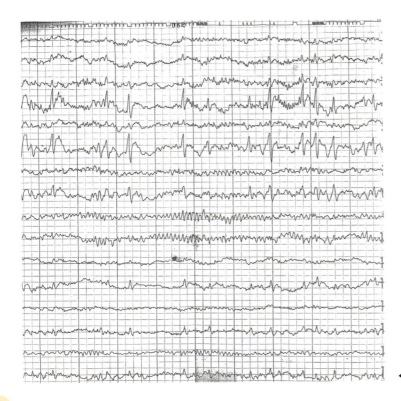

▲ **図1**　症例㉖の脳波所見

ナゼパムを漸減，中止し，次いでゾニサミドも漸減，中止した．X＋1年3月には抗てんかん薬をすべて中止した．精神的には落ち着き，同年4月からは不登校者用のフリースクールへ通い始めた．内気な様子だったが，穏やかで指示によく従った．その後，1〜3ヵ月毎に来院させ，経過をみた．生活は安定しており，発作も出現しなかった．X＋1年8月の脳波までは全般性棘徐波複合が出現したが，X＋2年7月の脳波は正常域，X＋2年3月の脳波もほぼ正常だった．同月で終診となった．

ここが着眼点！

※1▶ 脳波の基礎律動は年齢相応（当時11歳）に発達しており，徐化傾向は認めない．2相性の鋭波となっているが，いわゆるローランド野に相当する部位を中心に出現している．良性ローランドてんかんを考える所見に相当する．

※2▶ 抗てんかん薬の副作用により，眠気等を背景に易刺激性等を生じている症例では，それをある程度，自覚している者も多く，「眠気」，「頭が回らない感じ」に関して質問すれば，それを肯定する者が多い．表面の易刺激性に注目するだけでなく，背景の眠気に関しても質問し確認することが重要である．

解説　薬の副作用で精神症状が悪化することも…適切な減剤・減量を

抗てんかん薬漸減に伴い，易怒性，暴力傾向とも消失し，発作も再現しなかった．本来の性格傾向と合わせて考えれば，抗てんかん薬の副作用により生じた易怒性，暴力傾向の原因の分析が遅れ，大きな混乱を招いた事例といえよう．

責任薬剤については，1剤減らす毎に眠気とともに易刺激性も減っていったので，1剤に特定するのは困難だった．一般にゾニサミドは眠気とともに易刺激性などの精神症状を生じやすいことで知られている[1]．本例でもゾニサミド追加後，直後ではないが，易怒性，暴力が生じている．ゾニサミドが中心的役割を果たしたのかもしれないが，抗てんかん薬減量の過程と精神状態改善の関係からはゾニサミドが際だって易刺激性などに関与していた印象は受けなかった．

いわゆる良性ローランドてんかんとしては発作が難治で経過したが，初期の脳波所見，発作の性状と消失，経過中に脳波所見が急速に改善，ほぼ正常化した点などを勘案すると良性ローランドてんかん例として全体をとらえたい[2〜4]．

「口をモグモグさせる発作」の実態は不明であり，それ以上，追究できなかった．

現在の日本の医療事情として「精神科医のてんかん離れ」の風潮に対してそれを心配する意見がある．てんかん病態は精神症状を合併しやすい性質を持ち，本症例のように抗てんかん薬の副作用が事態をより複雑にすることもある．このような事例に対応するためには，精神医学とてんかん学を統合して症例を診断，治療できる医師がやはり必要である．てんかんに詳しい精神科医の数が再び増加することの必要性を痛感した1例であった．

文献

1) 日本医薬品フォーラム，監修：日本医薬品集 医療薬 2015年版．じほう，東京，pp.1548-1552，2014．
2) 兼子 直：追補改訂てんかん教室．新興医学出版社，東京，p.51，2003．
3) 兼本浩祐：てんかん学ハンドブック第2版．医学書院，東京，pp.98-99，2006．
4) N. Fejerman：Benign Childhood Epilepsy with Centrotemporal Spikes. C. P. Panayiotopoulos：Atlas of Epilepsies volume 2. Springer-Verlag, London, pp.957-964, 2010.

（小畑信彦）

第Ⅳ章・G　経過中に精神症状を伴うてんかん

良性てんかんの経過中に空間恐怖と恐慌性障害を認めた1例

症例㉗
- 23歳男性，右利き
- 電車の中や人混みの中で，1～2分間自分が消失する
- 不安，恐怖，心悸亢進，発汗，顔面蒼白等々出現する，など

既往歴　周生期障害なし．発育は正常．熱性けいれん2回．5歳時に40℃の高熱が出現した時，突然顔面蒼白となり，応答がなく意識障害を思わせたことがあった．10ヵ月後，6歳時食事中に突然右口角の筋攣縮，唾液過剰分泌の部分発作が出現し，急に起き上がり，「オトーラン，オカーラン」といいつつ歩き出し，しばらくして意識をとり戻した．A大学病院精神神経科を初診した．神経学的検査異常なく，脳波記録し左前頭中心部に棘波多発，右側頭中部に棘波が散発し（図1），焦点性てんかんと診断されフェノバルビタール100mg，プリミドン125mgより開始した．当時LombrosoのRolandic dischang（RD）に関する論文以前であり，<u>Benign epilepsy of childhood with centrotemporal spikes（BECTS）に関して検討されなかった</u>※1．7歳時にも2回，同様の発作が観察された．8歳時，時々眼前が真暗になる発作症状を訴えた．16歳時，月4～5回の意識喪失出現，18歳時勉強に集中した時眩暈感を訴える．18歳以降てんかん発作は観察されなかった．中・高校時代を通して成績は良好で，大学卒業後は公務員教職として勤務していた．

引き継ぎ時診断　（焦点性てんかん）
閉所恐怖症，恐慌発作，強迫性神経症，うつ病

診察・検査所見　筆者初診時脳波正常，2年前にθ波も消失していたが，17歳頃より光刺激反応に過敏であった．他の神経学的所見は異常なしであった．

現病歴　23歳頃より，電車や人混みの中で「地に吸い込まれる感じ」や，1～2分間の「自分が消失するような」不安感，「発狂するのではないか」との<u>恐怖感や心悸亢進，発汗，顔面蒼白等の複雑部分発作類似の恐慌発作が出現</u>※2するようになり，夜間急患として当科を受診したりしていた．
　脳波は棘波，徐波消失し，正常所見を示し，焦点発作も4年間消失していたので，フェノバルビタール，プリミドン減薬中止し，ジアゼパム10mgに処方を変更した．当時はアルプラゾラムは発売されていなかった．
　その後も地下鉄，高速道路，ロープウェイ，ケーブルカー等の閉鎖された状況や逃げ場がないところで恐怖症状が発作性に出現している．また，飛行機等で閉所恐怖症が出現するため，フィリピン旅行の前日キャンセルをしている．そのためジアゼパム10mg/日に処方を変更し経過をみた．
　25歳頃，「緊張するとおちつかない，午前中苦とする」，「人の話を聞いていて，嘔いてしまうのではないか」，「書類等の紙を破ってしまうのではないか」との強迫観念や，戸締まりやガスの元栓を確認する強迫行動も挿間性に出現した．さらに，春と秋には抑うつ気分になり，スルピリド150mg，ワイパックス2mgが追加された．自信喪失，悲観的となり，「死について考える」ことがあったが，自殺企図には至らなかった．抑うつ気分は天気に左右されやすく，天気が悪いと「色が落ち，風景が違う感じになり，圧迫感を感ずる」と述べている．また，読書中「眼がチカチカして気になる」等の視覚に関する訴えも継続的に出現した．

経過　31歳時結婚し，ニュージーランドへの新婚旅行を無事終えてからは比較的良い状態となった．その後，2女児を得てからさらに安定した状態が続いているが世界歴史書の分担執筆出版後，恐慌発作はみられなくなった．しかし，ストレスがあるときに来院し，スルピリド150mg，アルプラゾラム1.2mgを服薬している．その後，第3児を得て，副校長の補佐の仕事で多忙となり，執筆活動は中止している．
　パニック発作への対処として，予期不安がある時ジアゼパム5mgを前もって服用し，症状を緩和して経過している．また，次女が成長し，思春期にパニック障害を発症し，通院するようになった．父親としての当人は心配しているが，遺伝的側面を提示していると思われる．勤務は定年まで続けたいと励んでいるが，真面目で誠実，確認する性格は仕事のミスを防止し，勤務継続にはプラスであった．

ここが着眼点！

※1 ▶ 前頭葉てんかんでBECTS類似の予後良好例がある．BECTSとの鑑別診断は？
※2 ▶ てんかん発作とパニック発作が同一患者に出現する場合，特に診断治療に注意を要する．発作性症状を優先して訴え，強迫症状やうつ症状は前景にでてこないことがある．

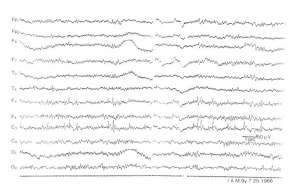

▲ 図1　左前頭・中心部に棘波多発し，右側頭中部の棘波散発している．

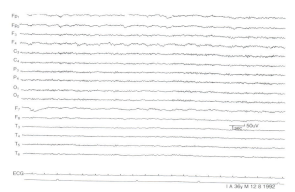

▲ 図2　てんかん発作消失後の正常脳波

> ○　**解　説**　○　てんかんと空間恐怖・強迫症状を伴うパニック発作―診断と今後の治療は？

複雑部分発作（complex partial seizure：CPS）とパニック障害の発作症状は発作頻度，持続時間が類似しているといわれているが，CPSで恐慌症状を示すものは14%[1]，不安症状を示すものは53%[2]に出現すると報告されている．一方，てんかん外来における恐慌性障害の出現率は一般人のものと比較して，有意差を認めない[3]との研究もみられる．

てんかんの恐怖は上腹部異常感等の前兆をともなったり，不安を併発する[4]ことが知られているが，恐怖と不安の本質的相違は明らかではない．

本症例はてんかん発作消失後，空間恐怖を伴うパニック発作が出現したが，薬物治療の過程で症状が改善されたり，前投薬と特急列車などのエクスポージャーにより各場面をコントロール可能になり，定年まで職を継続できそうである．

Coplanのパニック障害神経回路仮説や生物学的研究では扁桃体や海馬の代謝亢進とともに，前頭前野とくに左側の活動性低下が報告されているが[5]，本症例の左前頭葉の棘波の多発とその消失過程で，空間恐怖を伴うパニック障害が発症している．また，視覚に関する訴えもあり，光刺激（photic stimulation：PS）の過敏性が顕著であった．しかし，本例のCPSとPSが同時期に出現していたのではなく，CPSがBECTSの治癒過程に類似した良性経過をたどり，治癒した後に，PS過敏性が長期間継続した点で特徴がある．加えに本症例の右側頭中部の棘波所見も考察するとBECTSとの鑑別も意見の別れるところであろう．

PS過敏性と空間恐怖は視覚に関する過敏性と何らかの関連性を示唆しているようである．

パニック障害の遺伝子研究では100以上の候補遺伝子が明らかになりつつあるが[6]，本例でも遺伝傾向は明らかであった．また，経過中強迫観念と強迫行為もみられたが，パニック障害と強迫症状との関係は十分議論されていないようである．一方，うつ病は双方との関連性が議論されているが，三環系抗うつ薬やセロトニン再取込み阻害薬（SSRI），アルプラゾラムはうつ病，強迫症状，パニック障害にも効果的[7]という面で三者の関連性の一面を示していると思われる．

文　献

1) King DW, Marsan CA：Clinical features and ictal patterns in epileptic patients with EEG temporal lobe foci. Ann Neuro, 2：138-147, 1977.
2) Harper M, Roth M：Temporal lobe epilepsy and the phobic anxiety-depersonalization syndrome. Compr Psychiatry, 3：129-151, 1962.
3) Spitz MC：Panic disorder in seizure patients, a diagnostic pitfall. Epilepsia, 32：33-38, 1991.
4) Bowen RC：Differential diagnosis of anxiety disorders. Prog Neuro Psychopharmacol Biol Psychiat, 7：605-609, 1983.
5) Coplan JD, Lydiard RD：Brain circuits in panic disorder. Biol Psychiatry, 44：1264-1276, 1998.
6) 熊野宏昭，久保木富房：パニック障害の基本．パニック障害ハンドブック（熊野宏昭，久保木富房，編）．医学書院，東京，pp.1-12, 2010.
7) 竹内龍雄，大野　裕，貝谷久宜，ほか：パニック障害の治療ガイドライン．パニック障害ハンドブック（熊野宏昭，久保木富房，編）．医学書院，東京，pp.13-28, 2010.

（小穴康功）

第Ⅳ章・H　経過中に精神症状を伴うてんかん

側頭葉てんかん術後にみられる多彩な精神症状をどう診断，治療するか？

症例㉘
- 50歳（当科初診時）女性，右利き
- 就寝中の奇妙な動作
- 気分不安定
- 身体的違和感や疼痛

家族歴　特記すべきことはない．

既往歴　X－40年（10歳時）に原因不明の高熱に伴い全身けいれん発作の重積状態となり数日間昏睡状態となった．その5年後から胸苦しさから始まる数分間の意識混濁を伴う複雑部分発作（この間，身振り自動症を伴う）が出現し，近医受診した．左側頭部の鋭波，徐波を頻繁に認め，症候性局在関連てんかんの診断で，フェニトン，カルバマゼピン，バルプロ酸などが投与されたが改善に乏しく発作は週数回みられた．発作中に偶発的事故を何度か繰り返したため，X－1年にてんかん専門の脳外科で左前側頭部の切除術をうけた．

現病歴　術後，毎週のようにあった複雑部分発作は劇的に減少し，年1～2回程度になり，しかも就寝中の発作だけとなった（本人は胸苦しさで覚醒するが，周囲に家族がいると覚醒直前に手足を不自然に動かす自動症で発作に気づかれることもある）．ところが，抑うつ気分や身体不調を訴えるためにX年に当科初診となった．

初診時所見　術後数ヵ月してから1～2週間続く抑うつ気分，意欲低下，睡眠障害など軽度の抑うつ状態が繰り返し出現するようになった※1．さらに，抑うつとは直接関連なく漠然とした不安・焦燥感，場所が不定の頭痛・手足の感覚の違和感・関節痛も加わった．家族は，気分の高揚や怒りっぽくなったことにも気づいていた．患者としては発作が減少したことは嬉しいが，一方で，前やれていた家業の事務の仕事が心身の不調のために術後できなくなったことが特に残念であると訴えた．神経学的検査，血液検査では異常はなく，脳画像では手術部位の欠損以外に目立った異常はなかった．脳波検査では睡眠中にまれに左側頭部棘波を認めただけであった．上記の症状は大うつ病性エピソードや不安障害の診断基準を満たすほどのものではないが，多様な症状からてんかん特異的な発作間欠期不快気分障害（感情・身体表現性障害）と診断した．

経過　環境調整とストレス対処を中心とした精神療法と抗不安薬での治療を開始した．多少は改善傾向にあったが，数ヵ月後，**身体症状に関する患者の解釈を聞いたところ，身体症状（手術部位とは無関係）を手術による何らかの後遺症ではないかと猜疑的に話すようになった**※2．このためパロキセチン20mg/日を投与したところ，猜疑的言動をはじめ感情症状と身体症状はともに急速に激減した．患者は，多少の症状は気にならなくなり，手術以前のように家業の手伝いが可能になったことを喜んでいた．以後，定期的に当科に通院している．テグレトール少量とパロキセチンが現在も投与され病状は安定している．

ここが着眼点！

- ※1▶てんかん術後には，発作転帰だけではなく社会機能や役割機能などの機能転帰，QOL，精神症状の評価も重要．
- ※2▶精神科評価には，精神症状，身体症状，行動変化に加えて，症状に対する患者の解釈も聴取する．

解説　てんかん術後の患者の訴えに注意し，精神症状悪化を防ぐ

2007年に国際抗てんかん連盟からてんかんにみられる神経精神症状の分類案が提示された[1,2]．この中で，てんかんの神経精神症状は，①共存症，②発作時精神病理，③てんかん特異的な発作間欠期精神障害に3分類された．さらに③は，認知障害，てんかんの精神病，感情・身体表現性障害，パーソナリティ障害，てんかん特異的な不安・恐怖症に分けられたが，これらはICDやDSMなどの国際診断基準では該当する分類カテゴリーがないために，新たな診断項目として組み入れることが提唱された．

てんかん特異的な発作間欠期精神障害のうち，

感情・身体表現性障害は発作間欠期不快気分障害 Interictal dysphoric disorder（IDD）[3]ともいわれ，易刺激性，抑うつ気分，精神活動減弱，睡眠障害，疼痛，不安，恐怖症，多幸気分の8症状のうち3つ以上が通常は短期間（数時間〜数日）出現し，このために機能障害を伴う場合をいう．DSM-5の抑うつ障害群の1つとして公式診断となった月経前不快気分障害と症候学的に類似している．本症例（上記8症状中，恐怖症を除く7症状が該当）においては既に閉経しており，てんかんの手術後という特殊な状況ではじめてIDDが出現しているが，脳神経の興奮過程と抑制過程の不均衡などてんかんの病態との何らかの関連が推定されている[3]．治療については，精神療法に加えて，抗うつ薬（三環系抗うつ薬，選択的セロトニン再取り込み阻害薬），さらに重症の場合，抗精神病薬が有効であるという指摘がある[3]．筆者の経験では，比較的多くのてんかん患者にこの種の訴えがみられ，IDDの概念を知っていると病態理解や治療に役立つ．さらに，このIDDに幻覚や妄想などの軽微な精神病症状が加わりやすいことも知られており（本誌p.56-57，症例㉕参照），本症例でも妄想とはいえないが妄想様観念の出現した時期があり，注意深い観察と評価で精神病への発展を予防できる可能性がある[4]．

なお，本症例の記載内容は個人情報に配慮して一部改変し，また患者からの承諾を得ている．

文　献

1) Krishnamoothy ES, Trimble MR, Blumer D：The classification of neuropsychiatric disorders in epilepsy：A proposal by the ILAE Commission on Psychobiology of Epilepsy. Epilepsy Behav, 20：349-353, 2007.
2) 松岡洋夫：てんかん特異的な精神症状の新たな理解：国際分類（ILAE）案をめぐって．精神経誌，112：806-812, 2010.
3) Blumer D：Dysphoric disorder and paroxysmal affects：Recognition and treatment of epilepsy-related psychiatric disorders. Harv Rev Psychiatry, 8：8-17, 2000.
4) 松岡洋夫：てんかん患者に出現する精神病症状に対する早期介入の可能性．精神医学，50：265-271, 2008.

（松岡洋夫）

第Ⅳ章・Ⅰ 経過中に精神症状を伴うてんかん

14回の入院歴をもち，情緒不安定でパーソナリティ障害を呈した症例

● 症例㉙ ●
- 27歳（初診時24歳）女性，右利き
- なぜてんかんという病気になったのか，本当に治るのかどうか悩んでいる
- 仕事も辞めようかと胸が苦しく，不安と悲しさで辛い，など

既往歴 2歳時けいれん発作初発，以後服薬を続けている．幼少時より情緒障害があり，気分が不安定．10歳頃より，自傷行為，粗暴行為を認める．バイトの仕事を転々と繰り返していた．

家族歴 4人同胞の長女．次女，三女と続き，本人8歳時父親が死亡した．その後，母親が再婚し，男児を得たが，再婚した父親も死亡した．

紹介時診断 側頭葉てんかん，境界型パーソナリティ障害（最後の入院時診断）

病歴 自傷行為，粗暴行為，衝動行為多発し，神経内科8回入院．A病院に1回，B病院精神科に3回入院し，C病院精神科に3回，入退院を繰り返した．

診察・検査所見 頭皮上脳波で左側頭部棘波が反復性に多発した（図1）．MRI：左側頭葉の全体的萎縮，左海馬の萎縮※1（図2）．Fluid attenuated inversion recovery（FLAIR）：左側頭葉底部を中心に，内外部構造物を中心にhigh intensity＋．Magnetoencephalography（MEG）：左側頭葉外側やや後部にdipoleの集積を認める．Interictal single photon emission computed tomography（SPECT）：左側頭葉のhypo perfusion．Ictal SPECT：左側頭葉内外側，左前頭葉底，左基底核にhyper perfusionを認めた．Near infrared spectroscopy（NIRS）：発作直後から左側頭葉においたプローベで明らかな脳血流増加が急峻に認められ，SPECTの所見に一致した．WAIS-R：VIQ67，PIQ60，FIQ58，和田テスト：言語優位半球は左．

経過 発作出現時は気持ちが悪くなり，悪心，車に酔ったようになり意識を失ってしまい，時には倒れることもあるが，たまには口部自動症もある．発作は1日に5～6回出現することもあるが，月に発作がないことはない．

バルプロ酸600mg，アルプラゾラム1.2mg服用していたが，十分コントロールされなかった．X−19年10月，D病院精神神経科初診で側頭葉てんかんと診断され，フェニトイン100mg，ゾニサミド400mg処方されたが，この時も発作はコントロールされなかった．同年11月12日まで9回受診しているが，9回とも時間外に来院するノンコンプライエンスであった．本人は服薬により発疹が出現するので減量して服薬している．

もの忘れ，胃の不調を訴え受診するが，薬剤センターで発作を起こし倒れたりする．もうろう状態のため迎えに行き救命救急部に同伴するも，壁のレンガを抜こうと力を入れ，何かを探しまわっている．指示に従おうとせず，救命救急室の中を歩き回っている．ジアゼパム10mgの静注後も興奮し拒否したり，治療者に暴力を振るったりする．

検査入院によって，神経学的所見はとくにみられないが，脳波で左側頭葉に反復性棘波が多発出現し，MRIで左側頭葉の萎縮，SPECTでは左側頭葉のhypo perfusionを認めた．

年が明け，病院での新年会終了後自室に戻ろうとした時，本人に呼び止められ「病気を治してください」と廊下に伏して懇願された．そこで，症例検討会で，病歴，検査結果を持ちより，十分検討した結果，外科治療で改善される可能性が

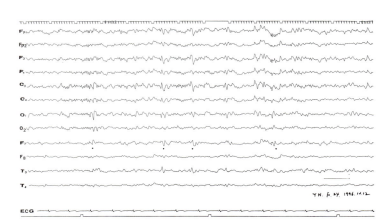

▲ 図1　初診時の左側頭葉棘波群

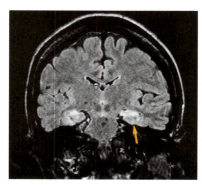

▲ 図2　矢印は左海馬の萎縮を示している．

指摘され，後日，本人とその母親に説明した．その後の外来で「治るかどうか」「早く脳外科を受診させて」「幸せになれるか」と何回も同じ内容の電話をかけてくるようになり，多い日には1日に7回にも及んだ．また，多書傾向があり診察のたびに書きものを手渡してゆく．「1月中には，東京の病院に行きたい」「3月中に手術をしたい」と外来診察終了後も1時間以上にわたり執拗に主張する．そこで4日に，E病院脳神経外科受診の予約をとったが，前日2月3日にE病院を受診しないと電話をかけてきた．そこで，カウンセラーに依頼し，当日午前11時にD病院内で待ち合わせて，E病院へ付き添ってもらい入院の後，左側頭葉切除術を実施した．退院後の外来通院は2週に1回から月に1回となり，お見合いをしたり家事手伝いをして安定化傾向を示した．

その後外来で抗てんかん薬減量し，フェニトイン50mgのみで無発作が続いた．某会社の工員として勤務し，お見合いの結果近日中に結婚する予定であると報告された．精神的に安定し，情動の不安定な状態もみられなくなった．結婚後もフェニトイン50mgで無発作が続き，術後2年後に服薬を中止した．

その後外来通院は途切れたが，著者が退職し，F病院へ転職することになった．服薬中止5年後に，本人が一度F病院まで受診したことがあったが，無発作であった．しかし，家族間の差別的言動で辛いと涙ながらに話し，地元に帰っていった．

ここが着眼点!

※1▶ 境界型パーソナリティ障害の病状出現，持続様式に，左側頭葉・海馬の萎縮の病態が直接的，生理学的に作用しているのかどうか，その関連性について考察が必要であろう．

解説　左側頭葉辺縁系と境界型パーソナリティ障害との関連性は？

本症例では，左内側型側頭葉てんかんの包括的治療[注1]を優先し，発作消失後に境界型パーソナリティ障害の治療を実施した．依存的，支配的，頑固，同一性障害に翻弄され，治療困難なケースだったが，多勢の専門医，スタッフの協力を得て，良好な治療結果を得ることができた．確定診断には身体疾患は除外されるが[注2]，境界型パーソナリティ障害[1]の発症は，当人が困難な状況にあり，対人関係での問題を抱えていることが多い．症状としては広範な不安定さ，感情や自己イメージの不安定さ，自己コントロール困難な怒りや抑うつ，不安・焦燥，気分の著しい変動，孤独に耐えられず周囲の人々を強く巻き込み，他者への両極性，自殺企図などの自己破壊的行動等々，自己同一性が確立されていない[2]．これら感情，自己同一性の不安定さは左側頭葉辺縁系の障害による情動と認知の障害[3]と関連があることを本症例は示している可能性がある．境界型パーソナリティ障害の研究は遺伝子，セロトニン代謝からの生物学的研究[2]があるが辺縁系の障害との関連性は十分議論されていないようである．

また，境界型パーソナリティ障害の経過に関する研究では思春期発症例では，7年[4]，2年[5]の経過では，年齢を重ねるとともに徐々に改善すると報告されているが，自験例ではそれ以上に，術後の側頭葉発作改善とともに治療経過が良好であったと考えられた．さらに，職の継続と結婚に至ったことも良い影響を与えたと思う．

注1) 包括的治療は多数多科の専門分野のチーム医療を目指し，診断・治療を種々の角度から実施するとともに外科的治療を十分検討することも必要である．本症例が14回以上の入退院を繰り返したことは左側海馬の萎縮の発見とパーソナリティ障害の症状の激しさから外科治療の実施まで議論の結論が出なかったことと関係がありそうである．

注2) 境界型パーソナリティ障害(Borderline personality disorder：BPD)の診断には身体疾患の症状がBPDの症状出現持続に影響を与えない．すなわち，身体的合併症としてのBPDは診断から除外することが求められているが，合併症としてのBPDの考察から，BPDの成因についての臨床研究が進展する可能性があると考えた．

文　献

1) 木村元紀：パーソナル障害の類型．医療現場におけるパーソナリティ障害（林　直樹，西村隆夫，編）．医学書院，東京，pp.23-40，2008．
2) 梶　達彦：パーソナリティ障害とは何か．医療現場におけるパーソナリティ障害（林　直樹，西村隆夫，編）．医学書院，東京，pp.2-22，2008．
3) 扇谷　明：情動と認知：情動と側頭葉てんかん．医学書院，東京，pp.145-159，1992．
4) Links PS, Heslegrave PJ, Mitton JE, et al.：Borderline psychopathology and recurrences of clinical disorders. J Nerv Ment Dis, 582-586, 1995.
5) Seivewright H, Tyrer P, Johnson T：Changes in personality status in neurotic disorders. The Lancet, 359：2253-2254, 2002.

〔小穴康功〕

MEMO

第IV章

経過中に精神症状を伴うてんかん

まとめ

　てんかん患者が精神症状を示す場合は，①発作症状として出現する場合，②発作間欠期に精神病症状を合併する場合，③脳外科手術後に見られる場合，④抗てんかん薬により誘発される場合などがある．

❶ 発作症状として出現する場合

　発作症状として出現する場合は症状の持続は短時間で，意識障害を伴わない．出現頻度は少なく，難治性の患者が集まる施設でも数％未満であるが，正確な頻度は不明である．

❷ 発作間欠期に精神病症状を合併する場合

　発作間欠期の精神病症状としての特徴はてんかんの罹病期間が長く，大脳辺縁系に発作起源を持つことが多く，ときに自殺，暴力と結びつくこともある．てんかんに合併する各種症状，状態の頻度を表1に示す．情動障害の頻度が高いことに留意する必要がある．

❸ 脳外科手術後に出現する場合

　脳外科手術後に人格が変容したり，精神病症状を生じたりする場合があり，この点については術前に本人，家族によく説明しないと後にトラブルを起こすこともある．

❹ 抗てんかん薬に起因する場合

　抗てんかん薬の種類により種々の精神病症状を示す場合があり，これらについては第Ⅶ章のまとめを参照されたい．精神病症状の出現は患者のQOLを著しく低下させるため，原因の探索と適切な対応が求められる．

▼ **表1** てんかんに合併する症状

	てんかん患者(%)	一般人口(%)
気分障害	11〜44	2〜4
双極性障害	12.2*	1.7*
不安障害	15〜25	2.5〜6.5
自殺	5〜10	1〜2
精神病	2〜8	0.5〜0.7
偽発作	1〜10	0.1〜0.2
ADHD	10〜40	2〜10

*：Ettingerら(2005)参照．ADHD：注意欠陥多動性障害

文　献

1) Ettinger AB, Reed ML, Goldberg JF, et al.：Prevalence of bipolar symptoms in epilepsy vs other chronic health disorders. Neurology, 65：535-540, 2005.
2) Schmitz B：Depression and mania in patients with epilepsy. Epilepsia, 46(Suppl 4)：45-49, 2005.

（兼子　直）

第Ⅴ章
身体疾患と合併するてんかん

第V章・A 身体疾患と合併するてんかん

特発性副甲状腺機能低下症による複雑部分発作例

症例㉚
- 43歳女性，右利き
- 頭重感，体熱感などの気分不快感のち意識がうすれていく

既往歴・家族歴 特記すべきことなし

現病歴 33歳時より意識消失発作が初発し，数年に1回救急搬送されたこともあるが診断・治療にいたらなかった．42歳時より発作頻度が週1～2回となりA大学脳外科を受診したところ，頭部CT(図1)で大脳基底核，特に淡蒼球領域に石灰化を認めたため糖代謝・内分泌内科に紹介となった．内科での検査所見として低カルシウム血症，高リン血症，副甲状腺ホルモンの低値，Ellsworth-Howard試験陽性(注1)，Chvostek徴候陽性(注2)より特発性副甲状腺機能低下症と診断された．同時に意識消失発作の原因精査を目的に心身医療科に紹介となった．

紹介時診断 特発性副甲状腺機能低下症・てんかん発作の疑い

診察・検査所見 発作症状は，頭重感，体熱感などの気分の不快感を前駆症状とし，意識が減損していく複雑部分発作(CPS)で，週1～2回の頻度で出現していた．脳波所見では双極誘導にて，左前側頭部で位相が逆転する棘波を認め，棘波の出現回数は頻回だった．

経過 低カルシウム血症により脳波異常とCPSが起きていると考え，<u>血清カルシウム値，血清リン値，脳波所見を追跡しながら，抗てんかん薬を投与せずに，活性ビタミンD3(注3)</u>

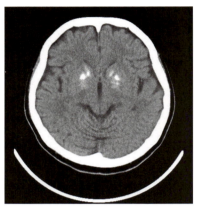

▲ **図1** 症例㉚の頭部CT画像

のみを投与開始した※1．2μg/日では下痢や悪心の副作用が出現したため1.5μg/日で経過を追った．投与開始14日で血清カルシウムは低値だが，Chvostek徴候は消失した．投与開始1ヵ月で，血清カルシウム値は正常下限を下回っていたが，脳波で棘波の出現回数は半減し発作回数も減少し始めた．投与開始後2ヵ月で，血清カルシウム値は正常化し，発作も抑制され，脳波上でも棘波を認めなくなった．

> **ここが着眼点！**
>
> ※1▶ 血清カルシウム濃度は外来で簡単に測定できるので，初診時や難治性に疑問を感じた時は測定すべきである．

注1) 副甲状腺ホルモンの静注により尿中のリン排泄とcAMPが上昇するかどうかをみる試験で，上昇すれば陽性として特発性副甲状腺機能低下症と診断できる．
注2) 顎関節部を叩くと口輪筋が収縮する．
注3) 破骨細胞の働きを抑え骨吸収を抑制する作用と，小腸からのカルシウム吸収を促す作用を持つ薬剤．骨粗しょう症と副甲状腺機能低下症の治療に用いられる．

解説　抗てんかん薬の投与だけが治療手段ではない

　特発性副甲状腺機能低下症は，生来性に副甲状腺ホルモンが欠乏しているためにカルシウム代謝異常をきたし，低カルシウム血症を呈する疾患である[1]．1939年Drakeらはその診断基準として①低カルシウム血症，②高リン血症，③高リン血症の原因となる腎不全がないこと，④骨X線所見で低カルシウム血症の原因となるクル病，骨軟化症を認めないこと，⑤慢性テタニーの5項目を挙げている．さらに1958年Bronskyらによって⑥Ellsworth-Howard試験に反応することが加えられた．1980年代には血中副甲状腺ホルモンの測定が可能となり，この低値も診断的価値をもつ[1]．

　副甲状腺機能低下症では血清カルシウム濃度の低下に伴いてんかん発作が見られるが，血清カルシウム濃度が正常化すれば抑止される．抗てんかん薬には抵抗し，原因不明のまま長期間，難治てんかんとして治療されていることもあるので注意を要する[2]．血清カルシウム濃度は外来で簡単に測定できるので，初診時や難治性に疑問を感じた時測定すべきである．

　本症例は病歴，発作症状，脳波所見より，左前側頭部に焦点を持つ側頭葉起源のCPSと考えられた．通常代謝異常による脳障害は脳全体に及ぶと考えられがちだが，症例によっては，脳のより脆弱性のある部位に影響を与え，局所性の異常が露呈することもある．そのため，本症例では副甲状腺機能低下に伴う低カルシウム血症によりCPSになっていたと考えられる．

　また，本症例は抗てんかん薬の投与なしで，血清カルシウム濃度が正常化することによりCPSの抑制と脳波所見の改善をみた．他にも副甲状腺機能低下症による低カルシウム血症によるてんかん発作が抗てんかん薬の投与なしで，血清カルシウム濃度の補正だけで抑制された報告はある[3,4]．てんかんの治療において抗てんかん薬だけが治療手段ではないことを示している．

文　献

1) 管るみ子，海野幸浩，高橋志雄，ほか：妄想状態を伴った特発性副甲状腺機能低下症の1例．臨床精神医学，13：1575-1682，1984．
2) 遠藤みどり：内分泌疾患8副甲状腺機能異常．臨床精神医学講座第10巻 器質・症状性精神障害（松下正明，総編集）．中山書店，東京，pp.428-435，1997．
3) Bindu M, Harinarayana CV：Hypoparathyroidism：a rare treatable cause of epilepsy—report of two cases. Eur J Neurol, 13：786-788, 2006.
4) Maeda K, Sekine O：Reading epilepsy as the initial symptom of idiopathic hypoparathyroidism. Intern Med, 50：1235-1237, 2011.

〈管るみ子〉

第V章・B　身体疾患と合併するてんかん

Wilson病に合併したてんかん症例

症例㉛
- 35歳女性，右利き
- 意識消失発作，暴力興奮，知的機能の低下あり

家族歴　弟1人はWilson病に罹患している．

生育歴・生活歴　小中学校は特別支援学級で過ごし療育手帳Bを取得した．中学校卒業後は障害者枠で就労したが，仕事中発作で外傷を負うことが多く，24歳時退職を余儀なくされた．

現病歴　4歳時てんかん初発．発作型は複雑部分発作（CPS）と二次性全般化発作（sGTC）であった．A大学小児科での精査にて低銅血症，低セルロプラスミン血症の所見よりWilson病と診断された．D-ペニシラミン投与注1)で血小板減少をきたしたため中止され抗てんかん薬のみ投与されていたが，発作が難治のため24歳時心身医療科に紹介となった．

紹介時診断　Wilson病，側頭葉てんかん，精神遅滞

初診時診察・検査所見　紹介時投与されていた抗てんかん薬はバルプロ酸（VPA）1400 mg/日，クロナゼパム（CZP）10 mg/日，ゾニサミド（ZNS）150 mg/日で，CPSが月10回以上みられた．

知的障害はあるものの素直で人懐っこい印象だった．外来受診はバスを利用し一人で外来に通院していた．

脳波では双極誘導で右前側頭・中側頭で棘波の位相逆転を認めた．眼科診察でKayser-Fleisher's Ring注2)は認めず，頭部MRIでも脳内に銅が沈着したと思われる所見はない．

経過　❶A大学心身医療科：VPAは減量中止し，ZNSによる食欲不振・体重減少のためZNSをCBZに置換しCBZ+CZPの2剤となりCPSが月1〜2回に減少した．抗てんかん薬の調整に加えてD-ペニシラミンの投与を再開した．

27歳頃から精神機能の低下が認められ，24歳の時点で，田中ビネーで測定した結果49あったIQが，27歳では27と低下した．会話による意志の疎通が困難となり，それまで一人でバスを利用していたが，バスに乗って目的地に行けずに迷子になり警察に保護されるようになった．また，炊事・洗濯・掃除等の家事ができなくなり，自宅で無為に過ごすようになった．入浴せず悪臭を放つが家族による清潔保持への促しにはまったく応じないなど，在宅での対応が困難となり29歳時B病院入院となった．

❷B病院入院後：Wilson病については，D-ペニシラミン投与で神経症状の悪化がみられることがあるとの報告[1)]より，酢酸亜鉛水和物注3)150 mg/日に切り替えた．血液生化学検査では肝機能障害は認めていない．

てんかん発作の発作頻度は入院の時点で月1〜2回のCPSがみられ，抗てんかん薬の調整を試みたが，薬剤による精神症状の変化がみられることがあり，投与継続や増量を断念せざるを得ないことが多かった．CBZは医大通院中CPSが月10回から月1〜2回まで減少する効果を認めたので投与を継続した．CZPは1.5 mg/日以下では発作が増加するが，2.5 mg/日以上では他の患者への暴力がみられた．フェノバルビタール（PB）は90 mg/日まで増量したが効果はなく，また易怒性のため投与中止した．レベチラセタム（LEV）は3000 mg/日まで増量したが，効果がなかった．LEV投与時が一番易怒性と暴力行為が激しく，9ヵ月近い投与期間のほとんどを隔離室で過ごした．ラモトリギン（LTG）は350 mg/日まで投与したが発作には効果がなかった．しかし精神面には効果があり，LTG投与により暴力行為のため隔離されることはなくなった．**6年間の入院期間での試行錯誤により，抗てんかん薬はCBZ 800 mg/日，CZP 2 mg/日，LTG 250 mg/日に落ち着いた**※1．

精神面は抗てんかん薬で修飾される易怒性・暴力行為の他に認知症が著明で，言語による意志の疎通が困難のため暴力行為の理由を聞くことはできなかった．ただ，患者の攻撃の対象者には一定の傾向があり，病棟内で声が大きく威圧的で目立つボス的な人や問題行動で医療者からたびたび注意を受ける人が対象となっていたため，人の識別や相手の問題行動を認識できていると思われた．統合失調症の幻覚妄想に基づく暴力行為・躁状態時の易怒性とは印象がまったく異なるため抗精神病薬の投与は行わなかった．

※1▶ 薬剤の投与は可能な限り単純化すべきである．

注1）メルカプト基を持ち銅，水銀，亜鉛，鉛などの重金属と可溶性キレート錯体を形成し尿中への排泄を促す薬剤．Wilson 病の治療薬．
注2）銅が角膜の周囲に沈着し黒褐色のリングを示す．
注3）腸管からの銅吸収阻害剤である Wilson 病の治療薬．

解 説　行動障害に対する薬物療法の工夫

　Wilson 病（肝レンズ核変性症）は肝障害，神経症状，Kayser-Fleisher's Ring などの症状を呈する，常染色体劣性遺伝形式の先天性銅代謝異常である[2]．Wilson 病にみられる神経症状としては構音障害，筋硬直，振戦，不随意運動，てんかん発作などがある．精神症状で初発する場合は，学業成績の低下，性格変化，感情不安定などである．Wilson 病特有の精神症状はなく，その病像はさまざまである．若年例では易怒性，感情不安定，感情鈍麻，児戯的な振る舞い，発動性減退などの性格変化があり，時に妄想的思考や不安，抑うつ，苦悶などを伴う精神病もみられるとされる．

　本症例では肝障害はなく，神経症状・精神症状として，てんかん発作，易怒性，性格変化，認知症などを認めたため，頭部 MRI による粗大病変の確認はなく，Kayser-Fleisher's Ring を認めないものの Wilson 病の神経型と思われる．本症例では暴力行為に苦慮したが，CZP・PB・LEV でより悪化し，LTG で改善する等，投与する抗てんかん薬で精神症状が修飾された．薬剤の投与は可能な限り単純化するべきである．

　なお，てんかん発作には効果がなかったが，LTG で暴力行為がなくなり隔離解除にこぎつけたことは大きな恩恵だった．LTG は精神遅滞を併存した難治てんかん例の行動障害に効果がある[3]と言われている．本症例に抗精神病薬等の投与はあえて行わなかったが，抗精神病薬の投与による認知症の悪化の可能性を考えると，同様の症例の精神症状には LTG 投与が推奨される．

文　献

1) George JB, Carol AT, Alex MA, et al.：Worsening of Neurologic syndrome in patients with Wilson's disease with initial penicillamine therapy. Arch Neurol, 44：490-493, 1987.
2) 斉藤恒祐，香月あすか，柴田裕香，ほか：精神症状が先行した Wilson 病の1例．精神科，21：463-467, 2012.
3) 兼子　直：Lamotrigine の中枢神経系への影響．臨床精神薬理，12：2397-2407, 2009.

（管るみ子）

第V章
てんかん発作と鑑別を要する内科的疾患

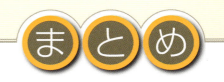

　ここでは主に内科で扱う身体疾患とてんかんとの関連について述べてみる．

　国際抗てんかん連盟 ILAE の疫学・予後委員会は，急性全身性疾患，急性代謝性疾患，急性中毒性疾患，急性中枢神経疾患（感染症，脳卒中，頭部外傷，急性アルコール中毒，急性アルコール離脱など）と時間的に密接に関連して起こる発作を「急性症候性発作」と定義している[1]．

　意識障害やけいれん発作を伴う内科的疾患でもっとも多く経験するのは，低血糖発作や低 Na 血症，高 Na 血症，低 Ca 血症などの電解質異常である．糖尿病治療，利尿剤（フロセミド），脱水症，抗利尿ホルモン不適合分泌症候群，甲状腺機能低下症，副甲状腺機能低下症，Addison 病などがその原因として挙げられる．

　次に多いのは，高血圧性脳症，不整脈，心臓弁膜症，心筋症などの循環器疾患である．失神の検査目的でホルター型心電図を繰り返し，ようやく発作性心房細動（洞停止）と診断できた高齢患者を経験した．また，若年者の肥大型心筋症では運動中の失神が，高齢者の大動脈弁狭窄症では胸痛を伴う安静時の失神が特徴的である．さらに，心サルコイドーシス，心アミロイドーシスでは房室ブロックや心筋障害により，失神，けいれん発作を発症する．

　脳血管障害の急性期では，てんかん発作との区別が困難な症例がある．糖尿病治療中の脳梗塞後遺症患者がけいれん発作を伴う意識障害を発症した場合，脳梗塞の再発，食欲不振に伴う低血糖発作，てんかん発作の鑑別に苦慮する．

　また，神経サルコイドーシスや脳アミロイドアンギオパチーではけいれん発作に認知機能障害を伴うことが多く，全身性エリテマトーデスでもけいれん発作・意識障害を認めることがある．血栓性血小板減少性紫斑病では細血管障害性溶血性貧血により，動揺性精神神経症状として意識障害，けいれん発作を伴う．

　CO 中毒では，状況が不明な場合には判断に迷うことがあり，一旦回復しても遅発性低酸素白質脳症によるけいれん発作を発症することがある．

　一方，麻薬（コカインなど），キノロン系・カルバペネム系抗菌薬，テオフィリンなどの気管支拡張薬，フェニトインやイミプラミンの過剰服薬など薬物による意識障害やけいれん発作の場合は本人の問診だけでは不十分で，周囲の人達からの情報が必須となる．

　以上，てんかん様症状を呈する主な内科的疾患を**表1**に示す．

　最後に，急性症候性発作においては，脳波検査で異常を認めたにしても，それがてんかん性か非てんかん性かの鑑別が難しいことがある[2]．てんかん診断にあたっては，慎重かつ十分な患者観察の重要性を再確認したい．

▼ **表1** てんかん様症状を呈する主な内科的疾患

① 循環器疾患
- 高血圧性脳症　・洞停止を伴う発作性心房細動　・房室ブロック
- 発作性頻拍症　・肥大型心筋症　・大動脈弁狭窄症

② 神経疾患
- 一過性脳虚血発作　・脳梗塞再発　・椎骨・脳底動脈解離
- 中枢神経系感染症　・頭部外傷後
- 脳アミロイドアンギオパチー

③ 内分泌・代謝疾患
- 低血糖発作　・高血糖高浸透圧症候群　・甲状腺機能低下症
- 副甲状腺機能低下症　・抗利尿ホルモン不適合分泌症候群
- 腎不全　・肝不全　・Addison病　・Wilson病

④ 血液・免疫疾患
- サルコイドーシス　・全身性エリテマトーデス
- アミロイドーシス　・血栓性血小板減少性紫斑病

⑤ その他
- 脱水症　・低酸素脳症（CO中毒など）　・急性アルコール中毒
- 薬物性（麻薬，樟脳，抗菌薬，テオフィリン，SSRI，フェニトイン・三環系抗うつ薬過剰など）

SSRI：選択的セロトニン再取込み阻害薬

文　献

1) Guidelines for epidemiologic studies on epilepsy : Commission on Epidemiology and Prognosis, International League Against Epilepsy. Epilepsia, 34 : 592-596, 1993.
2) 池田昭夫，柴崎　浩：痙攣，内科鑑別診断学　第2版（杉本恒明，小俣政男，総編集）．朝倉書店，東京，pp.87-96, 2003.

（成田則正，兼子　直）

第VI章

精神発達遅滞とてんかん

第Ⅵ章・A 精神発達遅滞とてんかん

心因性非てんかん性発作と精神発達遅滞を伴う症例に対しては行動療法と環境調整

● 症例㉜ ●
▶ 24歳（当院初診時）女性，右利き
▶ ぼーっとして動作が止まる

既往歴 生後6ヵ月，熱性けいれんがあり，その後も年に数回の頻度で認めた．5歳以降は，発熱しても，けいれんに至ることはなくなった．

家族歴 精神科・神経内科負因なし

現病歴 周産期に異常なし．2歳頃から言語発達の遅れがあった．小学校（普通学級）に通学後1分ほどぼーっとして動作停止するエピソードが目撃されるようになった．中学2年生から不登校になり自傷行為や母親への暴力が認められ児童精神科に入院し，てんかん，精神発達遅滞と診断されカルバマゼピン（carbamazepine：CBZ）による治療を開始された．退院後は養護学校に登校するようになり，ぼーっとして動作停止することは少なくなったが，帰宅後毎日1回ほどはあった※1．作業場通所後も，症状持続し精査のため当院紹介となり，入院となった．

紹介時診断 てんかん，精神発達遅滞

診察・検査所見 入院後の心理検査のウィスクラー成人知能検査（Wechsler Adult Intelligence Scale-Ⅲ：WAIS-Ⅲ）では全IQ59であり絵画欲求不満テスト（Picture Frustration Study：PF study）では自責的な面が認められた．

入院後経過 てんかんに対する薬物療法を中止し長時間ビデオ脳波（video electroencephalogram：vEEG）検査を施行したが発作は認められなかった．Magnetic Resonance Imaging（MRI），Positron Emission Tomography（PET），Single photon emission computed tomography（SPECT），Magnetoencephalography（MEG）検査をしたが，入院中発作は認められず，てんかんの客観的所見を認めないためてんかんは否定した．vEEG検査を終えると自ら「発作が起きなかったということは，てんかんでなかったのでしょ」「てんかんでなかったのになんで薬を飲んでいたのだろう」「自分ではこうしなきゃいけないという基準があってそれができるのかなと不安になり絶望的な気持ちになった」といい取り乱す場面があった．1人3役を演じわけて1人で話をすること，感情を抑圧して「大丈夫，頑張ります」と取り繕う傾向，話しぶりが急に変わる，少し前のことを覚えていないと主張するなどが認められ特定不能の解離性障害と診断した．生活状況や心因性非てんかん性発作（Psychogenic Non-Epileptic Seizure：PNES）の起こった状況を聴取していくと，自立心から新しいことに手をだして失敗した際に，感情表出の多い母親と口論することが解離症状の一因であると思われたため，家族面接をし本人ができていることを認め，新しいことを失敗した際も改善のためにどのようにしたらいいか話し合うように指導した．また母子分離のために現在通っている作業所に併設されているグループホームへの入所を検討していくこととした※2．その後ぼーっとして動作停止する発作は起こさなかった．2ヵ月の入院を経て退院した．退院後は服薬せず，通院し，就職活動することを検討している．

ここが着眼点！

※1▶ いつ，どのような状況下で発作が起きやすいのか，その後の結果に注目する．
※2▶ 家庭，地域社会，学校，職場で過ごしやすいように環境調整をする．

● 解 説 ● PNESのモデルで分析し，環境調整を

兼本らの心因性非てんかん性発作（いわゆる偽発作）に関する診断・治療ガイドラインでは，PNES群を3つに分類するとよいとしている[1]．

① てんかんとPNESの合併群
② 精神発達遅滞を伴わないPNES群
③ 精神発達遅滞を伴うPNES群

PNESと精神発達遅滞の合併例は，兼本らのデータでは25％の併発，Krumholzのデータでは17％，伊藤らの外来データでは37％，当院のvEEG検査を施行しPNESと判明したデータでは，24％であった[2]．

そして，精神発達遅滞を伴うPNES群への治療法としては，患者・家族への診断の説明・告知とともに，PNES抑制のために社会的・心理的環境整備を行う必要があると述べている．つまり，精神発達遅滞を伴う患者にPNESが出現している場合には，内省を伴う本格的な精神療法は有用でないことが多く，PNESが出現した状況（自分を保護してくれていた肉親の喪失や職場・作業所での人間関係の大きな変化など）をよく聴取した上で，PNESを起こしても疾病利得（発作を起こすと多くの職員がかまってくれる，入院できる）のない状況を確保する一方で，PNESを起こさなくても患者が一定の注目と保護を受けることができるような環境調節を行う必要がある．

本症例は，精神発達遅滞を伴うPNESであり，てんかんではないと診断された．

PNESが起こっているモデルとして，さまざまなモデルが提唱されているが，PNESの診断や説明の際には，患者や家族にとって理解しやすいものを選択するとよいと思われる[3]．

1）ストレスモデル

きっかけ（刺激）により，感情や身体が反応し，回避行動としてPNESが起きている，または，きっかけがあると，感情や身体が反応し，対処として心理的防御機制（抑圧など）が働くとPNESが起こるとする考え．

2）身体化モデル

長期的な感情の抑圧があると，身体感覚に過敏になり，維持因子（うつ病，不安障害）があると，慢性的なPNES状態になるという考え．

3）恐怖回避モデル

外傷後，PNESを発症し，それを破局的にとらえ，発作への恐怖から，回避や過覚醒が生じ，機能障害やうつ状態となると，PNESがより起こりやすくなるというサイクルが起こるとする考え．

4）学習理論モデル（応用行動分析）

きっかけがあり，PNESを起こすと，褒められる・注目されるなど行動を強化する因子があり，随伴性が形成されるという考え．このモデルに当てはまりやすいのは，若年例や症状が派手な例である．

本症例の場合，PNESの前には必ずそのきっかけとなる状況があり，PNESの後にはその行動を強めている結果が伴っていると考えて分析をしてみると，きっかけは，「新しいことに失敗して母親に怒られる」であり，その後の行動は，「母親が心配してくれる」ということであった．別の行動として，「失敗した後も，怒るのではなく，どのように改善すればいいか一緒に話し合う」ということを提案し，実践できた．

また，環境調整として，本人の自立心を尊重し，グループホームへの入所の準備を進めた．なるべく本人の主体性を尊重し，母親が世話を焼きすぎることがないように見守った．

精神発達遅滞をもつ，PNESの例では行動療法的な家族への介入を含む環境調整がより重要である．

文　献

1) 兼本浩祐，日本てんかん学会作成委員会（藤原建樹，池田昭夫，井上有史，ほか）：心因性非てんかん性発作（いわゆる偽発作）に関する診断・治療ガイドライン．てんかん研究，26：478-482，2009．
2) 蟹江絢子，谷口豪，村田佳子，ほか：心因性非てんかん性発作（Psychogenic Non-epileptic Seizure：PNES）の予後調査．精神科治療学，29：1311-1318，2014．
3) Schachter SC, Lafrance WC Jr (editor)：Gates and Rowan's Nonepileptic Seizures with DVD-ROM 3rd Edition. Cambridge University Press, New York, pp.237-326, 2009.

（蟹江絢子）

第VI章・B　精神発達遅滞とてんかん

てんかんの併存障害は統合的かつ多面的にとらえる

● 症例㉝ ●
▶ 17歳男性
▶ 転倒発作
▶ 非定型欠神
▶ 衝動行為（突然不機嫌になり物を壊したりする）

現病歴　生後2日目ぐらいから両下肢，全身のピクつき（epileptic spasmと思われる），全身けいれん（GTC）出現．時にけいれん重積状態となり，近医新生児ICUにて加療を受けた．生後6ヵ月時に点頭てんかん（West症候群）の診断を受け，ACTH療法施行，バルプロ酸（VPA）内服による治療を続けた．その後は，中学生（15歳頃）ぐらいまでは両下肢のピクつきや，口部自動症を伴う意識減損発作（CPS）および非定型欠神と思われる数秒間反応がなくなる発作が1～2回/日あったが，たまに発作がない日もみられるようになった．しかし，15歳ぐらいから，向反発作が月に数回出現，さらに転倒発作，脱力発作が1日に数回出現するようになり，日常生活上の支障が大きくなった．また，ここ数ヵ月はっきりした誘因なく突然物を投げたり，他人に対して攻撃的な行動がみられるようになった．このため，発作の抑制および衝動的な行動異常の加療の目的で当科紹介受診となった．

紹介時診断　❶Lennox-Gastaut症候群，❷West症候群（点頭てんかん），❸知的障害，衝動行為

経過　紹介時，ラモトリギン（LTG）150 mg/日，ゾニサミド（ZNS）550 mg/日，VPA 1000 mg/日（シロップ剤）を服用中であった．脱力発作が1日数回出現，非定型欠神と思われる発作が2～3日に1回ほど認められていた．知的障害を併存しており，最低限の日常生活はかろうじて自立していたが常にある程度の適切な指示を要するレベルであった．言語的なコミュニケーションは簡単な内容なら可能であった．明らかな自閉傾向はなく，普段は比較的穏やかであった．

当科にて知能検査を実施したが持久力がなく検査を完全には遂行できなかったため正確なIQは不明だが，中等度以下の知的障害と考えられた．脳波所見として，両側前頭から前側頭優位の1.5～2 Hz前後の棘徐波複合，棘波，多棘徐波複合を全般性に認め，いわゆる全般性遅棘徐波複合のパターンであった（図1参照）．時に3～5発の棘波の群発が全般性に認められた．頭部MRIにて両側頭頂および後頭に高信号域が複数個所認められた．臨床症状および脳波所見等から，West症候群から移行したLennox-Gastaut症候群（LGS）と判断した．転倒を伴う脱力発作の頻発が生活上大きな支障となっていたが，これまでの治療経過に関する情報から，現在服用中の抗てんかん薬（AED）以外は無効であったとのことなので，ルフィナミド（RFU）を追加投与することにした．RFUは200 mg/日から開始し，発作抑制効果をみながら漸増した．RFU 1000 mg/日まで増量したところ，脱力発作の出現回数が1

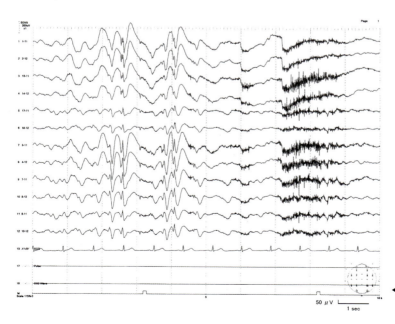

◀ 図1
症例㉝の発作間欠期の脳波所見

回/日程度まで減少したため，現時点で 1200 mg/日まで増量し，経過観察中である．また，衝動的な行為は月１回程度の頻度で，突然不機嫌になりいきなり物を投げたり壊したりする行為であった[※1]．明らかな原因は不明であったが，RFU 追加によって発作頻度は改善してきていたため，まず精神症状を誘発する可能性のある ZNS の漸減中止を試みることにした．また，衝動行為の際には説得による抑制が困難であるとのことから，必要に応じて aripiprazole（3～6 mg/日）の頓用で対応し，ある程度の鎮静効果が認められた[※2]．

最終的に ZNS を中止後も発作の増悪は認められず，ZNS 漸減中止後は 2～3 ヵ月に 1 回短時間の不機嫌な状態は認められるものの，明らかな衝動行為はなく，aripiprazole の服用の必要もなくなった．しかし，現在も週に数回の転倒発作，CPS が認められるため，さらに AED の追加等による発作抑制効果の経過を診ながら，脳外科てんかん専門医と連携して迷走神経刺激療法（VNS）の可否について検討中である．その際，経過中に精神医学的な併存症状があるケースなので，VNS のリスクについても慎重に考慮する必要があると考えられる[※3]．

ここが着眼点！

- [※1] てんかんに併存する精神医学的症状は総合的にとらえること．
- [※2] 薬剤の追加のみにとらわれすぎないこと，時には逆の発想を．
- [※3] 薬剤抵抗性（難治性）てんかんの外科療法および VNS の適応においてもリスクを慎重に検討する．

解説　Lennox-Gastaut 症候群と併存障害への対応

薬剤抵抗性の LGS のケースであり，多剤併用にならざるを得ない状況であった．さらに経過中に衝動行為のコントロールも必要となった．断定はできないが，衝動行為に関しては ZNS の関与が推察された．

LGS は薬剤抵抗性を示すことがまれでないてんかん症候群であるが，このような場合には精神科的併存障害のリスクファクターになることがある[1]．仮に何らかの精神症状が併発した場合，「てんかん発作」と精神症状発現の時間的関係などを把握して，いかなる peri-ictal psychosis（発作周辺期精神病）であるのかを考える必要がある．「てんかん性精神病」という輪郭が曖昧な用語に惑わされ過ぎずに，臨床症状や経過，AED を含む薬剤の有害反応などを統一的にとらえて判断していくことが肝要である[2,3]．特に薬剤抵抗性てんかんでは，「発作の抑制」を目指す AED がやむを得ず多剤併用になる場合が少なくない．それは，視点を変えれば期待とは裏腹に予期せぬ有害反応を招くリスクにもなりやすいといえる[3,4]．そのことは，いわゆる新規 AED（レベチラセタム，トピラマートなど）の使用や，外科療法および補完療法としての VNS の適応においても留意すべき事項である[5]．

ちなみに，精神病理学的および神経生理学的な観点などから，こうした「てんかん発作」と「精神症状」発現の関連を，「強制正常化」や「交代性精神病」の概念にもとづいて解釈することの有用性も示唆されている[3]．当然のことかもしれないが，1 人の人間に起こる現象を「てんかん」と「精神症状」というレッテルで杓子定規に分断させて考えるほうが不自然ではなかろうか？

文献

1) Adachi N, Kanemoto K, de Toffol B, et al.：Basic treatment principles for psychotic disorders in patients with epilepsy. Epilepsia, 54：19-33, 2013.
2) 松浦雅人，池田昭夫，井上有史　ほか，てんかん学会ガイドライン作成員会：成人てんかんの精神医学的合併症に関する診断・治療ガイドライン．てんかん研究，24：74-77 2006.
3) 岩佐博人：てんかんに併存する幻覚妄想状態．精神科治療学，29：337-344，2014.
4) Mula M, Monaco F：Antiepileptic drugs and psychopathology of epilepsy；an update. Epileptic Disord, 11：1-9, 2009.
5) Blumer D, Davies K, Alexander A, et al.：Major Psychiatric Disorders Subsequent to Treating Epilepsy by Vagus Nerve Stimulation. Epilepsy Behav, 5：466-472, 2001.

（岩佐博人）

長年の深刻な行動障害が環境調整によって劇的に改善したケース
―軽度精神遅滞を伴う West 症候群の女性例―

症例㉞
- 26歳(当院初診時)女性，右利き
- イライラ感，胸苦しさ，倒れそうな感じがある
- 携帯電話の乱用，家出や異性問題，金銭浪費と多額の借金，親への虚言や暴言がみられる

既往歴 X−26年に体重2600gで出生したが，母乳摂取不良で退院時は2300gに低下．生後3ヵ月より両上肢の強直発作が出現しB大学病院小児神経科へ入院，点頭てんかん(West症候群)と診断された．ACTH療法をうけて発作は消失した．外来通院でバルプロ酸を投与後発作の再発はなく，X−10年(高校1年時)に抗てんかん薬の内服治療も終了になった．しかし，歩行開始2歳，初語3歳など精神運動発達の遅れがみられ，幼稚園では先生の言うことが理解できず友達も少なかった．小・中学校は特別支援学級を勧められたが，家族の強い希望で普通学級へ通った．学校では周囲になじめずいじめにあっていたが，休まず登校していた．

現病歴 X−10年に高校へ進学したが，周囲から仲間はずれにされ，同級生の男子と家出して野宿したり，家では思い通りにならぬと両親に反抗して口論が多かった．高校卒業後，両親の働きかけもあって短期大学保健学科へ入学し，ヘルパー2級の資格を取得した．しかし，携帯電話を頻繁に使用するようになり，家出して男性のアパートに同居することもあった．X−5年に短大を卒業，看護補助として病院や介護施設へ就職したが，指示通り仕事ができないため短期間での解雇が繰り返された．この頃から，携帯電話の乱用がエスカレートし，有料サイトから月数10万円の請求があり，両親が解約しても本人が他人名義で2台目を購入したため裁判沙汰になることがあった．X−1年12月には，祖母の預金通帳から入院費用の50万円を勝手に引き出していた．両親が本人に問いただすと，「友人に貸した」と答えたが，携帯電話に「お金を渡すから別れないで」「胸が苦しくなる，倒れる」などのメールがあるのを見つけ，両親は非常に心配した．家出の回数が多くなり，泊めてもらった男性から「自宅の物を盗んだ」理由で8万円の支払いを請求されたり，高額な化粧品などの請求も頻繁に届いていた．X年3月末から，両親はついに本人の携帯電話を取り上げ，本人を自宅にて監視することを決意．本人はイライラして母親と喧嘩になる一方で，「胸が苦しくなり倒れそう，頭が痛い」と訴えるようになった．両親は「点頭てんかんが再発した」と思い，X年4月20日に以前担当のC医師が勤務するD病院小児神経科を受診した．C医師は「本人の話の真偽が判らず妄想など精神的問題」を疑って，X年4月28日に精神科専門病院である当院外来を紹介した．

行動障害の精神科的評価[※1] ❶詳細な病歴聴取から精神発達遅滞の存在が強く疑われ，鈴木ビネー知能検査を実施，IQ＝59(精神年齢9歳)．理解力や判断力とともに，欲求や衝動性の抑制力も低下していると考えられた．❷外見上は知的障害が顕著でないためか，両親は本人の能力を過大評価して，一般の進学や就労を目指してきた．しかし学校や職場での不適応や挫折体験が長年繰り返され，本人の自尊心は傷つき，家庭内でも孤立無援の状態であった．❸このような心理社会的要因を背景に，1)携帯電話の乱用，2)金銭浪費と高額な借金問題，3)家出や異性問題，4)親への反抗や虚言など，深刻な行動障害が長期間続いてきた．❹現在の精神状態は，自宅軟禁における欲求不満を誘因とした，状況反応性の混合性不安・抑うつ状態と診断．意識消失様の訴えも，脳波検査でてんかん性異常波を認めなかったため，心因性非てんかん性発作と考えた．

精神科的治療の組み立て ❶本人の知能や性格を客観的に評価し，その結果を両親にフィードバックすることで，これまでの社会不適応や行動障害の意味を理解して，今後の適切な援助の仕方を検討する手がかりとした．❷本人には障害に相応の社会福祉的支援(療育手帳B取得，自立支援医療，障害年金受給など)とともに，保護的な居場所や就労の提供を進めた．❸当院通院で対症的な薬物療法(不眠やイライラ感に対して少量のリスペリドンを投与)や支持的な精神療法を行った．

その後の経過 X年9月に地域の障害者相談支援センターを通じ知的障害者の授産施設を紹介され，クリーニングの仕事の練習を開始．当初は「バカな人が行くところでしょう」と偏見をもっていたが，徐々に施設での行事や旅行などに喜んで参加するようになった．「仕事の指導が厳しい」と時々弱音を吐き，体調不良を訴えることもあったが，次第に慣れていった．この頃には携帯電話，浪費，異性関係などの問題行動はまったく影をひそめていた．X+2年1月からは洋服会社の障害者雇用を紹介され，値札貼りなどの単純作業に就き，きちんと給料が貰えて満足気な様子であった．X+3年4月からは作業班のリーダーになり，同年9月から半自立生活を目指しグループホームへ入所した．X+4年3月に会社との契約が切れたため4月からもとのクリーニング工場の「工場長」に就任．「皆をまとめていくのは大変」と言いながら，施設行事や家族旅行を楽しみに，現在も頑張っている．

解説　深刻な行動障害…その背景にある要因とは？

本症例は複雑な経過が長く続いていたため，当初は正直なところ，雲を掴むような思いをもった．症例の全体像を把握する必要があり，詳細な生育歴，生活歴，病歴の聴取や，知能を含めた心理検査を時間をかけて実施した．臨床心理士や精神保健福祉士を含めた**精神科チーム医療**[※2]による多面的な精神科評価を行い，それに基づいた心理的・社会福祉的な支援計画を立案した．

言うまでもなく，精神遅滞を合併するてんかん患者は，精神的苦悩や葛藤の言語化が困難なため，身体表現性障害（または解離性障害）や行動障害に結びつきやすく，前者は心因性非てんかん性発作となることが指摘されている[1]．

本症例のような深刻な行動障害の治療には，家族の障害受容や協力とともに，障害に見合った福祉的支援[2]や環境調整[1]が重要となることを再認識させられた．また，患者の長年傷つけられてきた自尊心と誇りを回復する配慮も，治療上の大きなポイントと考えられる．

ここが着眼点！

- ※1▶ 精神遅滞を合併する症例では，背景となる心理社会的要因の客観的情報収集が治療の第一歩となる．
- ※2▶ 多くの精神科専門病院では，臨床心理士，精神保健福祉士，作業療法士など多職種協働によるチーム医療を行っており，地域の社会資源と連携した心理社会的アプローチが可能である．

文献

1) 山田了士：心因性非てんかん性発作．こころの科学，157：71-76，2011．
2) 松浦雅人：社会資源の活用法．Clinical Neuroscience, 29：66-68, 2011．

（森本　清）

第Ⅵ章・D　精神発達遅滞とてんかん

施設入所により発作を忌避する家族から解放された後頭葉てんかんの1例

● 症例㉟ ●
▶ 18歳（当院初診時）女性，右利き
▶ 視覚異常（目がもやっとする，見えなくなる）
▶ 動作停止し意識混濁して発語・身振り自動症
▶ 頭部・体幹の左方向反
▶ 左顔面・上肢けいれん挙上
▶ 二次性全般化強直間代けいれん

既往歴　7歳時に紫斑病で入院加療（詳細不明）．小学校は普通学級，中学校2年生から特殊学級（中等度知的障害IQ：64）に移り修了する．小学校では患者7歳時の実母蒸発に同情し，放縦な行動を許していたという．そのためか人格が偏り，「我儘，非協調性，自己中心的，頑固で横柄」な性格が前面に出て問題行動を惹起し補導されることの多い学校生活であった．2年生時の特殊学級の編入は問題行動が原因での処遇であった．

家族歴　父親は3回の結婚をしている．実母は7歳のときに駆け落ち出奔，2人目の継母は「こんな貧しい家は厭だ」と離婚，3番目の継母を迎えている．実母に2人の子どもがいて患者は1番目，2番目の継母に2人，3番目に1人の子どもがいて，兄弟姉妹は合計5人．患者は知的障害者（IQ：64）であるが父親（公務員）は世間体を考えて知的障害年金の申請と認定を拒み続けたことで父親の存命中は知的障害授産施設の入所は実現しなかった．父親の死去（患者30歳）により認定手続きを拒否する者がいなくなり，認定成立し患者30歳で授産施設入所が実現したものである．

現病歴　8歳時に全身けいれん発作が初発し某院で脳波検査したが「異常なく」てんかんを否定されたが，同年A大学病院神経精神科を受診し脳波検査で「てんかん」と診断され抗てんかん薬が与薬された．発作は<u>「左の視野がもやーとしてきて，それから全部見えなくなる」の視覚異常ではじまり</u>[※1]，ついで動作停止，凝視，意識混濁，頭部向反，言語・身振り自動症で終わる複雑部分発作，さらには左顔面・上肢の強直けいれんから二次性全身強直間代けいれんとなるものであった．発作の頻度は月3～4回，治療により発作は軽微となり視覚発作のみ，もしくは身振り自動症で終わる複雑部分発作となった．その後も発作は継続し疲労，寝不足，熱発，興奮が発作を誘発する傾向にあった．ところで発作を起こすと，突然全身けいれんで異様な姿態をみせるうえ尿失禁をするので冬のコタツで暖を取っているときなどは家中騒動になるエピソードが繰り返され，前述の3番目の継母からは兄弟喧嘩のたびに「これ以上面倒を見れないから家を出ていってほしい」，「親子の縁を切る，さもないと私がでる」と言われ続け，兄弟姉妹からは罵詈雑言を浴びせられ「やり場のない不満」を抱いた生活をしていた．外出時には発作による尿失禁に備えて常に予備の下着を携帯する習慣を余儀なくされていた．このような患者の葛藤を癒してくれたのは父方の祖母のみであった．30歳で授産施設（現在，就労継続支援B型〈非雇用型〉）入所が実現して家族からの迫害から解放されることになった．入所後は個室が与えられ自己管理の訓練がなされ，施設内の工場で働き報酬を得ることもできる生活となった．非協調性による同僚とのトラブルは随時職員と主治医との連携で問題を解消できる環境にある．

初診時所見　脳波検査で右後頭部に限局して棘波，鋭徐波結合が単発で発現し，これと独立に左後頭部にも同様のてんかん性放電をみる．MRIで後頭葉の脳回形成異常の疑い．中等度知的障害（IQ：64）．

経過　発作は月平均3～4回あり視覚異常発作，言語・身振り自動症が主体である．稀に全身強直間代発作をみる．脳波では睡眠賦活によりてんかん性放電は増強し，時に速律動（rapid rhythm）が両後頭部に認められるようになった．これまでの抗てんかん薬はフェニトイン300 mg，ゾニサミド600 mg，カルバマゼピン1000 mg，クロバザム30 mg，バルプロ酸1200 mgとそれぞれを最大限まで使用してみたが有効薬剤を見出せず，現在ゾニサミド200 mg，カルバマゼピン800 mg，バルプロ酸800 mgとトピラマート100 mgで月平均2～3回の視覚発作で経過観察中である．施設には適応しており種々の手工藝，厨房作業，製パン作業などに従事している．

> 🔍 **ここが着眼点！**
>
> ※1▶ 後頭葉てんかんの発作症状[1]には「急に暗くなる」とか半盲などの陰性視覚症状のほかに逆に「光の玉が見える」などの要素性陽性症状をみるものもある．これら要素性視覚異常のほかに巨視症，小視症，変形視などの錯覚性視覚症状もある．

解説　てんかん包括的医療の1つの選択—施設入所がもたらした患者・家族の救済

後頭葉てんかんの発作では要素性視覚異常のほか巨視症，小視症，変形視などの錯覚性視覚症状などがみられる．運動症状として眼球の対側への強直性・間代性偏位，頭部向反などをみる．これらは発作の始まりが鳥距溝より上では，頭頂葉や内側面を介してローランド溝皮質や補足運動野（図1①，②）に発作発射が伝播し，鳥距溝より下の起始では側頭葉の外側面や内側底面などを伝播してそれぞれの部位の発作症状を呈することになる．ちなみに側頭葉の場合，無動・凝視や自動症，複雑な幻覚や幻視が発現する（図1③，④）．

てんかん患者が周囲から忌避される原因の1つに患者のみせる発作症状があると考える．突然にみせる全身けいれんの異様さ，チアノーゼを伴う呼吸停止は周囲に恐怖感を抱かせる．発作後の意識混濁状態をみせる運動興奮の自動症も介護を手こずらせる．その上患者のように尿失禁を随伴すれば，家族の誰かが介護の受け皿とならざるを得ない．患者は不遇な家庭環境のなかで常に否認され続けたが，生来の勝気で負ず嫌い，深刻にのめりこまない楽天的な性格が逆境に耐える「力」となり，これに父方祖母の唯一の「温かい受け皿」があってこそ生き延びたともいえる．その後は授産施設が患者に安住の生活をもたらした事例である．

文　献

1) 日本てんかん学会：後頭葉てんかん．てんかん専門医ガイドブック．診断と治療社，東京，pp.257-258，2014．

（大沢武志）

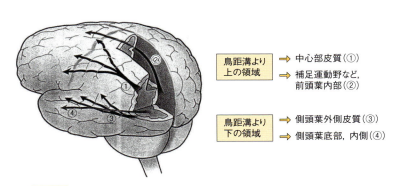

▲ 図1　後頭葉てんかんの発作伝播様式
(三原忠紘，ほか：てんかんの発作症状．外科てんかん学入門—脳の働きをうかがい知る．創造出版，東京，pp.23-42, 2008 をもとに作成)

第Ⅵ章

精神発達遅滞とてんかん

まとめ

　発作症状を鑑別できれば治療戦略を立てることができる．しかし，精神発達遅滞を伴うてんかん患者では心因性非てんかん発作（PNES）との鑑別，併存症状とてんかん発作との鑑別診断がしばしば困難である．加えて，不穏・興奮を伴う行動障害に周囲が悩まされることが少なくない．また知的障害を伴う患者ではてんかんは治療抵抗性であることが多く，多くの患者はコミュニケーション障害を伴うため主観的訴えを十分には把握できない．

　鑑別判断の基本は発作症状の詳細な聴取，ビデオ・脳波同時記録を用いた発作と脳波所見の対応の有無，発作の起こる状況・環境，詳細な生活歴と発病時期の調査などが必要である．

　PNES，あるいはPNESを併発していると診断できた場合，それをどのように家族，患者に伝えるかにも留意しなければならない．患者との出会いから治療が始まっているが，PNESと判明した時点で直ちに診断を伝えることが可能な患者・家族とそうでない場合もある．家族，学校の先生，施設のスタッフなどに対する教育を行い，環境調整後に伝えてもよい．長期間にわたり"てんかん発作"を中心とした生活をしてきた患者・家族に対する感情的な配慮が必要である．処方していた薬剤も漸減するほうが望ましく，離脱症状の防止にも配慮すべきである．

　知的障害を持つ患者には通常の精神療法は十分な効果を期待できない．可能な限り"患者を理解しようとする態度"と会話，行動療法的接近が治療では望まれている．

（兼子　直）

MEMO

第VII章

抗てんかん薬と精神症状

第Ⅶ章・A　抗てんかん薬と精神症状

レベチラセタム開始後，抑うつ・イライラ等の精神症状が出現した症例

● 症例㊱ ●
▶21歳（当科初診時）女性，右利き
▶抑うつ気分，イライラ

家族歴・既往歴　特記すべきことなし

現病歴　大学生で学業や部活動に活躍し多忙な日々を過ごしていた．X年3月，徹夜明けで海外旅行に出発した際，出発直後に飛行機内で全身けいれんが出現した．旅行先のA病院で脳波検査し，てんかん性異常波を指摘され，「てんかん」と診断され，レベチラセタム（LEV）500 mgを服用開始した．帰国後にA病院の指示通りLEVを1000 mgとしたが，次第に眠気，だるさ，頭痛，ふらつき，歩行困難が出現し，さらにイライラ，抑うつがみられはじめた※1．4月にB病院を受診し，頭部MRIで異常なく，LEV 1000 mgが継続された．その後次第にイライラが強まり情緒不安定となり，家族の些細な一言に反応して部屋の戸を閉めて閉じこもり，部屋の隅にうずくまって大声で泣く，頭を壁に打ち付けるなどの興奮状態をときどき呈するようになった．5月にB病院を再度受診し上記の精神状態を訴えたが同処方が継続となり，その後精神症状がさらに悪化したため，X年5月に当科を初診した．

初診時所見　親とともに来院．抑うつ気分やイライラが目立ち，大学に通えていなかった．このような精神状態になったことは初めてで，家族歴に精神疾患はなかった．

それまでの経過から，精神症状はLEVの影響が考えられた．けいれんはまだ1回で，精神症状の改善を優先すべき状態であり，LEVを減量する方針とした※2．

経過　同日からLEVを500 mgに減量した．6月の脳波は正常だった．精神症状は多少改善したものの，まだ落ち込み，イライラがあり大学に行けていなかった．そこでLEVを中止したところ，精神症状はすっかり改善し，大学にも元気に行けるようになり本来の状態に完全回復した．10月の脳波で明白なてんかん性異常波を認めなかった．

X年11月，多忙で睡眠不足だったとき，睡眠中に全身けいれんが出現した．2回目のけいれんであることから，抗てんかん薬を改めて開始する方針とした．抑うつを起こしにくいラモトリギンを少量から開始し150 mgまで漸増し，同量を維持した．現在（X＋1年）まで発作なく，精神的にも安定している．

ここが着眼点！

※1▶ 新たな抗てんかん薬を開始した後に精神症状が出現した場合には，まず当該薬物の影響である可能性に思い至ることが重要．

※2▶ 抗てんかん薬による精神症状が疑われる場合には，まず当該薬物を減量・中止する．それだけで精神症状が改善することが少なくない．

● 解　説 ●　抗てんかん薬による精神症状を見落とさないよう留意する

てんかん患者には高率に精神障害・精神症状がみられる．その発生機序は，①てんかんの発症基盤としての神経機能障害，②てんかん発作が直接関連するもの，③てんかんの長期経過とともに生ずる種々の身体・心理的影響，の3つに大きく分けることができる[1]．これらのいずれにも大きな影響を及ぼし，臨床的に特に重要なのが，抗てんかん薬の影響である．抗てんかん薬による影響は，①薬物による直接の影響，②薬物によってて んかん発作が減少あるいは増加することによる影響（交代性精神病，発作後精神病など），③患者側のリスクファクター（脆弱性），の3つに大別できる[1]．脆弱性は，本人の既往歴や家族歴に精神疾患のあることや，海馬硬化などの器質変化があることなどがあげられる．

本症例は，1回の全身けいれん発作があり，その後LEVを服用開始した後に，抑うつとイライラを主とする精神症状が出現した．その時点で発

作は1回のみであり，薬物による発作の減少や増加の影響は除外できる．また本症例にはうつ状態などの既往歴や家族歴はなく，頭部MRIで海馬硬化その他の所見がなく，特にうつを生じやすいリスクファクターは認められない．LEVの直接の影響による精神症状と考えるのが妥当であり，実際LEV中止後すみやかに回復した．

抗てんかん薬による抑うつは臨床的に頻度が多く，見過ごさないよう注意が必要である．抑うつの頻度が多いのはフェノバルビタールやトピラマートで約10％に出現し，ついでゾニサミドが約7％であり，LEVはこれらよりは少なく約4％である[2]．本症例ではLEV開始約1ヵ月で精神症状が出現しているが，LEV開始わずか1〜2日後に抑うつ気分が現れた症例を筆者は経験している．

一般に，抗てんかん薬の影響による精神症状を，予防，早期発見，早期対応するために，以下の4点が重要である[1]．①薬剤の選択にあたっては，患者の脆弱性に配慮する．すなわち，抑うつなど，ある種の精神症状の既往歴あるいは家族歴がある患者には，その精神症状を起こしにくい薬物を優先的に使用する．各種抗てんかん薬の精神面への影響を表1に，それを考慮した薬剤選択を表2にまとめた[1]．②薬剤は少量から開始しゆっくりと増量する．③早期発見のために，患者・家族にあらかじめ精神症状出現の可能性について教育しておく．④精神症状出現時には，まず自らが処方した抗てんかん薬が関与している可能性に思い至ることが重要である．そして抗てんかん薬の影響が疑われる場合には，その薬物を減量・抜去し，多剤処方の場合は処方を整理することが肝要であり，それだけで精神症状が改善することが少なくない．それでも改善しない場合に初めて，向精神薬の使用を検討する．

文献

1) 加藤昌明：てんかん患者に見られる精神症状とその原因―抗てんかん薬を中心に―．認知神経科学，18：1-5，2016．
2) Mula M, Sander JW：Negative effects of antiepileptic drugs on mood in patients with epilepsy. Drug Saf, 30：555-567, 2007.

（加藤昌明）

▼ 表1　抗てんかん薬による精神面への影響

抗てんかん薬	精神面への影響
PB, ZNS, TPM, LEV	抑うつ気分
PB, PHT, TPM, LEV	不機嫌・イライラ
PB, PHT, ZNS, TPM	認知機能低下
ZNS, PHT, TPM, ESM	幻覚・妄想
CBZ, VPA, LTG, GBP	気分安定化・向上

(PB：phenobarbital, PHT：phenytoin, ZNS：zonisamide, CBZ：carbamazepine, VPA：valproic acid, ESM：ethosuximide, TPM：topiramate, LEV：levetiracetam, LTG：lamotorigine, GBP：Gabapentine)

▼ 表2　患者の脆弱性を考慮した薬物選択

	使いやすい薬	優先的には使用しない薬
うつのハイリスク者	CBZ, VPA LTG, GBP	PB, ZNS TPM, LEV
精神病のハイリスク者	CBZ, VPA LTG	ZNS, PHT, ESM TPM
認知障害のハイリスク者	CBZ LTG, LEV	PHT, PB, ZNS TPM

(PB：phenobarbital, PHT：phenytoin, ZNS：zonisamide, CBZ：carbamazepine, VPA：valproic acid, ESM：ethosuximide, TPM：topiramate, LEV：levetiracetam, LTG：lamotorigine, GBP：Gabapentine)

レベチラセタム追加後，著明な攻撃性を呈した側頭葉てんかん例

症例㊲
- 31歳男性，右利き
- 著明な攻撃性あり

既往歴・家族歴 特記すべきことなし

教育歴・生活歴 高校卒業後専門学校を卒業し就職したが，26歳時発作のため退職した．

現病歴 13歳時てんかん初発．脳外科のクリニックでバルプロ酸（VPA）800 mg/日を投与され，高校を卒業するまでは発作は抑制されていた．高校卒業後専門学校を経て就労し，22〜23歳頃から発作が再燃するようになった．当初は年1〜数回の二次性全般化発作（sGTC）だったが，sGTCが月数回と増加したためVPA 800 mg/日にレベチラセタム[注1]（LEV）1000 mg/日を追加された．LEV 1000 mg/日追加後はsGTCに進展せず，複雑部分発作（CPS）でとどまるようになったが，LEV追加で著明な攻撃性を示しB病院に紹介された．

紹介時診断 側頭葉てんかん・著明な攻撃性

診察 初診時の興奮状態はすさまじく，待合室では殺気だった形相で周囲に恐怖感を与えた．診察室内では怒鳴り続け手当たり次第近くの物を取っては両親に投げつけた．両親が受診を促したことを怒っている印象だったため両親を退席させると，暴力行為こそないが目付きするどく一触即発の様相で，このままこの人に殴り殺されるかもしれないとの恐怖感で主治医の足も震えるほどだった．気の早い職員は入院になると判断し，保護室の準備をしていた．脳波施行に際しては，検査技師の身の安全のため男性看護師の付き添いのもと施行した．

検査所見 脳波では基礎波は8〜9 Hz，10〜20 μVの遅めではあるが比較的規則的なα波であった．この基礎波は精神症状がおさまった後も変わらなかった．単極誘導では右半球優位ではあるがびまん性に鋭徐波・棘徐波が出現し，双極誘導では右前頭で棘波の位相逆転を認めた．

経過 暴力興奮状態がLEV追加後であることが明白だったため，LEVを中止し，カルバマゼピン（CBZ）を200 mg/日より追加増量していった[※1]．LEV 1000 mg/日投与時に月1〜2回あったCPSがVPA 800 mg/日＋CBZ 400 mg/日としてからは抑制された．数ヵ月おきに施行した脳波は突発波がやや減少しただけで基礎波に変化はなかった．

精神面のほうは初診から1ヵ月後の受診時には別人かと思うほど穏やかになり，外来の看護師は「この人，あの人ですよね」と主治医に確認にくるほどの変わりようだった．初診から2ヵ月後に本人に初診時の易怒性・興奮について聞くとすべて記憶していて「なぜか異様にいらいらしていた」と話した．発作が頻回だったため数年間就労できず，自宅にこもりインターネット利用によるパソコンにデータを入力する内職をしていたが，発作が抑制されたため職業訓練校に通うようになった．

ここが着眼点！

※1▶ 部分発作治療にはまずCBZを，LEVを投与する場合は500 mg程度の低用量から慎重に開始すべきである．

注1）2009年に日本で発売開始された新規抗てんかん薬．肝臓で代謝されないため他の抗てんかん薬との相互作用が少ない．

解説　抗てんかん薬による副作用としての精神症状，行動障害に注意

本症例は近医にて VPA 800 mg/日に LEV 1000 mg/日を追加されたところ著明な攻撃性を示し当院紹介となった．LEV を CBZ に置換したところ抗精神病薬等の投与がないにもかかわらず攻撃性は治まった．精神症状は LEV 投与と直接的に関連しており，攻撃性のみで幻覚妄想・躁状態等の精神症状は認めなかった．また，意識障害がなかったことも，精神症状のある時とない時で脳波において基礎波の変化がなかったことや，精神症状が治まって落ち着いた時の回想で明らかである．多くの精神疾患でその症状としてみられる攻撃性は幻覚妄想状態・躁状態・せん妄状態等の随伴症状として認められるが，本症例の攻撃性はそれのみに特化したものだった．LEV はその副作用として攻撃性を示すことがあると報告され[1,2]，2013 年に薬剤添付文書が改訂されるほどだが，攻撃性のみという症状も特異である．なぜ攻撃性が起こるのかその機序は不明ではある．

LEV は耐用性があるため 1000 mg/日から投与可能な薬剤ではあるが，本症例のように 1000 mg/日を追加で精神症状がみられる例もいることから，LEV 投与は 500 mg/日程度の低用量から慎重に開始すべきである．

また，この症例は LEV を CBZ に置換したところ CPS も抑制されたため，治療初期から CBZ を使用していれば，より早くに発作抑制となり，QOL も満足できたであろう．LEV と CBZ の薬価の違いを考慮すると[3]，医療費の面からも本症例に対して治療初期に CBZ を使用しなかった不利益は大きい．

部分発作治療にはまず CBZ を使うという日本てんかん学会のガイドライン[4]は遵守されるべきである．

文献

1) Dinkelacker V, Dietl T, Widman G, et al.: Aggressive behavior of epilepsy patients in the course of levetiracetam add-on therapy: report of 33 mild to severe cases. Epilepsy and Behavior, 4: 537-547, 2003.
2) 上島雅彦，管るみ子，疋田雅之，ほか：レベチラセタムによる攻撃性．てんかん研究，31：375, 2013.
3) 管るみ子，疋田雅之，上島雅彦，ほか：カルバマゼピン（CBZ）単剤で発作抑制にいたった症例における至適投与量の検討．てんかん研究，31：498-505, 2014.
4) 井上有史：日本てんかん学会ガイドライン作成委員会報告．成人における薬物治療ガイドライン．てんかん研究，23：249-253, 2005.

（管るみ子）

MEMO

ゾニサミド開始後，精神病症状が出現するも医療者に話さず処方が継続されていた症例

症例㊳
- 36歳（当科初診時）女性，右利き
- 頭がぼんやりとして重い

家族歴・既往歴　特記すべきことなし

現病歴　X－22年（14歳），早起きした朝に強直間代発作が初発した．てんかんの診断で抗てんかん薬を開始したが服薬不規則で，2～3年に1度の強直間代発作が出現した．この他，短時間ぼーっとする発作が月単位にみられた．脳波で広汎性の3Hz棘徐波複合，多棘徐波複合がみられた．バルプロ酸（VPA）1000 mgを継続し，X－11年以後は発作完全消失し，X－8年以後脳波も正常化した．X－5年からVPAが漸減開始され，X－4年の脳波も正常で，X－3年から400 mgとなり，X－2年に服薬終了した．X－1年妊娠し，このまま服薬なしで良いかどうかを相談するため当科に受診予約をしていたが，妊娠25週で全前置胎盤のため入院・絶対安静となり，キャンセルとなった．妊娠30週，約10年ぶりとなる強直間代発作が2回出現し，ゾニサミド（ZNS）300 mgが開始された．31週にも強直間代発作が出現し，ZNSが400 mgとなった．その後は発作なく経過し，不眠，食欲不振がみられたものの，X年に無事出産した．1週間後に退院し，3週間後に今後の治療継続目的で，X年に当科を初診した．

初診時所見　紹介状に，精神症状については「不眠と神経質な傾向あり」とのみ記載されていた．しかし本人の話によると，<u>ZNS開始後，頭がぼーっとして，思考力が低下し，思考が混乱して，不眠，食欲低下，やるせない気持ち，不安が強まり，さらにテレビに盗聴器が仕掛けられているという考えや，医療者が信用できないという考えが出現してきた．しかしこれらのことを医療者に話すと入院が長引いてしまうと思い，話さずに過ごしていたという</u>※1．退院後は自己判断でZNSを300 mgに減らし，これらの症状は多少和らいだが，まだ残っている，ということであった．

年単位の強直間代発作，欠神と思われるエピソードと，過去の脳波で広汎性の3Hz棘徐波複合，多棘徐波複合がみられたことから，てんかん診断は「特発性全般てんかん」である．精神症状に関しては，既往歴，家族歴とも精神疾患なく，ZNS開始後早期に出現していたため，ZNSによる精神病症状と考えられた（本誌p.88-89，症例㊱の解説参照）．<u>過去にはVPAで発作が完全消失していた症例なので，ZNSを中止しVPAを再開し，精神症状を観察する方針とした</u>※2．

経過　ZNSをただちに中止し，代わってVPA 400 mgを開始した．その10日後の受診では，上記諸症状はある程度改善し，盗聴器の件に関しては，「本当にあったのかどうかは微妙なところ」と話した．1ヵ月後には上記諸症状はほぼ消失し，盗聴器の件に関しては「真実かどうかはわからない，考え過ぎだったのかもしれない」と話していた．2ヵ月後の脳波では広汎性の棘徐波複合が稀発していた．当面の間第二子は作らず避妊するとのことだったので，VPAを600 mgに増量した．その後現在（X+2年）まで，発作なく精神症状もなく安定して経過している．VPA血中濃度は51 μg/mlで，脳波は正常である．

ここが着眼点！

- ※1▶ 抗てんかん薬を使用開始する際には，患者・家族にあらかじめ精神症状が起こる可能性についてある程度話しておくことが望ましい[3]．
- ※2▶ 妊娠中や産褥期に，その患者にとって新たな薬剤は極力使用しないほうがよい．有効性が不明なだけでなく，どんな副作用が現れるか未知数だからである．

解 説　患者・家族に対し薬物の影響による精神症状出現の可能性についてある程度説明を

　VPAで発作が長く消失し，薬物治療が終了した後に妊娠したが，妊娠中に発作が再発してしまった症例である．このような場合にどう薬物を選択するかは難しい問題である．

　VPAが胎児に及ぼす影響が近年詳しく明らかにされてきている（本誌p.120-121，症例㊶の解説参照）．そのため，ともすれば妊娠中はVPAを避けさえすればよいと考えられやすい風潮にある．しかし妊娠中や産褥期に，その患者にとって新たな薬剤は極力使用しないほうがよい．有効性が不明なだけでなく，どんな副作用が現れるか未知数だからである．

　本症例では，本人にとって初めてとなるZNSが選択され，その後に精神病症状が出現し，しかもそれを患者が隠匿しようとしたために周囲から気づかれにくかったという経過をたどった．結果論ではあるが，本症例ではすでに妊娠末期であること，これまで使用された薬物はVPAだけであり，比較的少量のVPAで発作が抑制されていたことから，VPA少量を再使用する方法が最有力な選択肢であったと考える．

　ところでてんかん患者の精神病有病率は，最近のメタ解析によると約6%であり，一般母集団と比べて約8倍多い[1]．精神病症状の誘発にはさまざまな要因が複雑に絡むが，てんかん類型（側頭葉てんかんで多い），発作頻度の減少あるいは増加（交代性精神病，発作後精神病），抗てんかん薬の影響，患者の脆弱性などが主要な要因である．一般に精神病症状を呈しやすい抗てんかん薬としてエトスクシミド，ZNS，トピラマート，フェニトインなどが知られているが，他の薬でも生じうる．特に発作頻度が急激に増減した場合はその可能性が高くなる．脆弱性に関しては，精神病の家族歴があると精神病症状の出現が非常に多くなる[2]．

　本症例は，精神病の既往歴，家族歴は認められず，また経過や病像から交代性精神病，発作後精神病は否定できる．したがって薬物の直接の影響による精神病症状と考えられる．本例のように精神病症状を隠匿しようとすることがあるので，そのあたりにも注意して観察・問診することが必要である．

　また新たな抗てんかん薬を使用開始する際には，患者・家族にあらかじめ精神症状が起こる可能性についてもある程度話しておくことが望ましい[3]．すなわち，「てんかんの経過中には，なんらかの精神症状を併発することが稀ではありません．何か精神面の変化があったら，それがてんかんや抗てんかん薬に関係しているかもしれないので，何でも話してください」とあらかじめ患者や家族に説明しておくことが大切である．さもないと，薬物によって何か精神症状が現れたときに，患者・家族はてんかんに関係ないことだと考え，てんかんを診ている主治医に話さないことがある．筆者は「気持ちが沈んだり，イライラする場合がありますから，何か変だと思ったらすぐ連絡をください」と説明するようにしている．

文　献

1) Clancy MJ, Clarke MC, Connor DJ, et al.：The prevalence of psychosis in epilepsy ; a systematic review and meta-analysis. BMC Psychiatry, 14：75, 2014.
2) Adachi N, Matsuura M, Okubo Y, et al.：Predictive variables of interictal psychosis in epilepsy. Neurology, 55：1310-1314, 2000.
3) 加藤昌明：てんかん患者に見られる精神症状とその原因―抗てんかん薬を中心に―．認知神経科学, 18：1-5, 2016.

（加藤昌明）

第Ⅶ章・D　抗てんかん薬と精神症状

トピラマートによってうつ状態あるいは無気力が生じることがある

症例 ㊴
- 17歳女性，右利き
- 入眠中あるいは起床直後に勝手に右上下肢が強直挙上伸展してしまう
- トピラマートを増量してから何もしないで，横になってばかりいる

既往歴・家族歴　特記すべきことなし

現病歴　5歳時に無熱性けいれんを初発．入眠中に両上肢が強直挙上する発作が連日出現するようになる．1ヵ月後，小児科を初診．脳波で左前四半部に棘波を認め，前頭葉てんかんと診断された．カルバマゼピンで治療を開始したところ，発作は抑制され，脳波でもてんかん性放電は認めなくなり，12歳時に診療終了となった．16歳時，右上下肢が強直する発作が再発し，週単位で繰り返すようになった．カルバマゼピンを再開し，400 mgまで増量したものの発作が月単位で生じるために当院を紹介された．

診察・検査所見　発作は入眠中あるいは起床直後に生じ，眼球が強制的に上転すると同時に右上肢が強直挙上，右下肢が強直伸展する．月に1～2回生じるが，20秒程度で回復する．<u>発作中，発語することはできないが，周囲のことは自覚できていることが多い</u>※1．ときどき，わからなくなることもあるが，寝起きのためかもしれないと解釈している．発作が全般化したことはない．睡眠脳波を複数回検査したが，てんかん性放電は捕捉できなかった．脳MRIでは異常を認めなかった．カルバマゼピンの血中濃度は6.3であった．

経過　カルバマゼピン400 mgにトピラマートを追加．50 mgより始めたが，発作を抑制できないため，200 mgまで増量した．数週間後，母親だけが来院．<u>何もしないで，横になってばかりいる．食事はするが，動作は緩慢で，口数も著しく少なくなっている</u>※2．本人はそうした変化を気にしていないようだが，学校にも行こうとしないので心配になって受診したいという．トピラマートによる有害作用を疑い，中止したところ，1週間程度で回復した．

ここが着眼点！

※1▶ 前頭葉発作のなかでも非対称性の強直性姿位を示す補足運動野発作が疑われる．補足運動野発作は持続が短く，夜間に好発し，群発することがある．この強直性姿位は対側の補足運動野に由来し，意識は清明だが，本症例のように発作中は発語できないことが多い．また，発作時であってもてんかん性放電を検知できないことが多い．

※2▶ トピラマートによる有害事象として抑うつ状態ないしは無気力状態は比較的多く，前頭葉機能障害を伴うことも少なくない．薬理学的プロフィールの類似するゾニサミドについても同様の注意が必要である．

解説　精神面・認知面の副作用に留意し慎重な処方を

　トピラマートは複数の作用機序を有する抗てんかん薬である．電位作動性・頻度作動性Naチャネルを遮断し，Caチャネルを抑制する．さらにはGABA$_A$受容体を介してGABA系の活動を高める．本邦では新世代薬の2番手として2007年に製造販売が認可され，現在では局在関連てんかんに幅広く使われている．

　トピラマートの市販後調査によると，抑うつ状態や精神病状態などの精神系副作用の出現率は12％に及び，ラモトリギン（0.7％）やガバペンチン（0.5％）に比べて極端に高い[1]．とはいえ，精神病症状の大半は発作消失後に現れる交代性精神病（強制正常化）によるものではないかと推測されている．一方，本症例が示したような抑うつ状態あるいは無気力状態の副作用は用量依存的に出現し，200 mgでは9％，1000 mgでは19％に達する[1]．特に増量速度が速いと出現しやすくなる．なお，本邦における維持用量は600 mgまでであ

る．また，トピラマートでは精神面と認知面の副作用が同時に出現することが多いといわれているので，本症例の無気力状態はトピラマートによる前頭葉機能障害によるものだったのかもしれない．無気力状態に対する病感が欠如していたことからも，前頭葉症候群様の無気力状態であった可能性が高いと考えている．

トピラマートの有害事象は精神症状のみならず認知面にも生じやすく，特に思考力低下，注意障害，語流暢性，記憶困難をきたしやすく，ワーキングメモリも損なわれやすいといわれている[2]．追跡調査によると，トピラマートの4年服薬継続率は30％にとどまり，脱落例の約半数が副作用を理由にあげ，その中でも認知面の副作用がもっとも多かった．なお，健常者を対象とした検討では，トピラマート200mgによって単語探索課題，語流暢性課題，持続的注意が標準偏差の倍にまで低下したことが報告されている．

表1に示したように，トピラマートと薬理学的プロフィールの似ているゾニサミドも副作用として精神病状態と抑うつ状態が生じやすいので，要注意である．

文献

1) Schmitz B：The effects of antiepileptic durgs on behavior. In：Tne Neuropsychiatry of Epilepsy 2nd Edition(eds Trimble MR, Schmitz B). Cambridge University Press, Cambridge, pp.133-142, 2011.（吉野相英，監訳：臨床てんかん next step. 新興医学出版社，東京，pp.143-152, 2013.）
2) Aldenkamp AP：Antiepileptic drugs and cognitive disorders. In：Tne Neuropsychiatry of Epilepsy 2nd Edition(eds Trimble MR, Schmitz B). Cambridge University Press, Cambridge, pp.153-164, 2011.（吉野相英，監訳：臨床てんかん next step. 新興医学出版社，東京，pp.163-174, 2013.）

（吉野相英）

▼ 表1　比較試験における精神病状態と抑うつ状態の発症率

抗てんかん薬	精神病状態(％)	抑うつ状態(％)
ガバペンチン	0.5	―
ゾニサミド	1.9〜2.3	7.4
トピラマート	0.8	9〜18
プレガバリン	―	―
ラコサミド	0〜0.6	
ラモトリギン	0.2	―
レベチラセタム	0.3〜0.7	0.5〜2

(Schmitz B：The effects of antiepileptic durgs on behavior. In：Tne Neuropsychiatry of Epilepsy 2nd Edition(eds Trimble MR, Schmitz B). Cambridge University Press, Cambridge, pp.133-142, 2011(吉野相英，監訳：臨床てんかん next step. 新興医学出版社，東京，pp.143-152, 2013)より引用)

第Ⅶ章・E　抗てんかん薬と精神症状

抗てんかん薬により認知機能低下や体重減少が強く出る場合がある

● 症例㊵ ●
- 75歳（当院初診時）男性，右利き
- てんかん発作が難治に経過している
- 認知症が進み，食欲が低下している

既往・家族歴　明らかな既往・家族歴なし

病歴　X－6年，仕事中に突然倒れ，左半身優位の強直間代けいれんを起こす．救急搬送され，A病院脳外科にて診察の結果，右前頭葉に陳旧性の脳梗塞を指摘される．その後も発作あり，症候性部分てんかんとの診断を受け治療を開始する．しかし治療開始後も主に夜間の2次性全般化発作が数ヵ月に1回あり，ゾニサミド，ガバペンチンを使用するが難治に経過し，発作を契機に退職する．さらに物忘れが目立つようになり，まだら認知を指摘され，血管性認知症の診断にてデイサービスを週2回導入となる．発作が難治に経過し，専門医の受診を希望されたためX－2年10月当センター初診となった．

初診時診断　症候性部分てんかん（前頭葉てんかん疑い），血管性認知症

初診後経過　ガバペンチンからカルバマゼピンに薬剤をスイッチしたが発作抑制されず，カルバマゼピンを400 mgから増量したところめまいが出現したため，400 mgに戻している．X－1年6月よりトピラマート50 mgの併用を開始し，その後1年間は発作なく経過する．一方で認知症はさらに進み，杖歩行も次第に難しくなり車いすで受診することも増加してきた．X年6月5日午前2時頃に1年ぶりに強直間代発作あり，心配した家族とともに救急車で来院する．来院時発作は止まっていたが，診察時呼びかけに対してちぐはぐな反応を示すなど発作後のもうろう状態が遷延していたため，家族の希望もあり精査・加療目的入院となった．

入院時診察・検査所見　カルバマゼピン400 mg，トピラマート50 mg使用．脳CT：右前頭葉前陳旧性の脳梗塞あり（図1）．脳波：右前頭部に律動性のδ波を認めたが，てんかん性の突発波は認めず．長谷川式簡易知能評価スケール（HDS–R）：11/30点．身長167 cm，体重67.4 kg（トピラマート開始前は81.2 kg）．

患者および家族への説明　発作が難治に経過しており，抗てんかん薬の調整が必要であるが，トピラマート開始後に体重減少や認知症の進行あり，トピラマートによる副作用が出ている可能性がある．トピラマートを増量するのではなく，他の抗てんかん薬に変更することを考えたい．

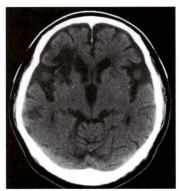

▼ **図1**　症例㊵の入院時脳CT画像

右前頭葉皮質下に脳梗塞痕を認める．

入院後経過　入院時はもうろう状態が遷延していたが，翌日にはもうろう状態がおさまった．しかしその後も自分から歩くことはほとんどなく，表情の変化は乏しかった．**HDS–Rは11/30点と中等度の認知症と考えた**※1．また入院前より食欲低下あり，食事も介助を行わないと十分な摂取ができず，**81 kgあった体重が入院時は67.4 kgと1年間で14 kg近く体重が減少していた**※2．入院後トピラマート50 mgをレベチラセタム1000 mgに変更したところ，その後発作もなく，食欲も戻り自分で取るようになり，次第に活気が出てきたため，同年7月4日退院となった．退院後はこれまで車いす移動だったのが，デイサービスに通ううちに杖歩行ができるようになり，退院後3ヵ月経った時点でHDS–Rも16/30点と改善がみられた．体重もトピラマート中止6ヵ月で73.5 kgと6 kg近く戻り，以降も発作もなく経過している．

最終診断　症候性部分てんかん，血管性認知症，トピラマートによる体重減少・認知機能低下

🔍 ここが着眼点！

- ※1▶ 抗てんかん薬による認知機能低下は本人からの自発的な陳述が少ないことから，見過ごさないように注意すべきである．
- ※2▶ 抗てんかん薬の中には長期服用で体重を変化させる薬剤がある．

● **解　説** ●　トピラマートによる認知機能低下，大幅な体重増減に要注意

1. 診断

本症例は認知症を伴う高齢発症のてんかんで，入院時に食欲の低下，活動性の低下や行動の緩慢さを認めた．抑うつ気分や不安・焦燥感といった症状はなくうつ病は否定的で，食欲低下や活動性低下はもともとの認知症由来か薬剤性由来かの鑑別を要した．しかしトピラマートからレベチラセタムにスイッチした後に食欲，認知機能，活動性とも改善しており，トピラマートによる副作用であったと考えている．

2. 抗てんかん薬と認知機能

抗てんかん薬により発作が抑制されれば認知機能が改善することがある一方で，副作用により認知機能低下をきたすことがある．抗てんかん薬による認知機能低下は本人も自覚してないことが多く，自発的な訴えが少ないことから注意が必要である．一般に，常用量では抗てんかん薬ごとの認知障害の程度の差異は小さいといわれるが，フェノバルビタール，ゾニサミド，新規抗てんかん薬の中ではトピラマートが認知機能を下げるリスクが比較的高いと考えられている．トピラマート，ゾニサミド，レベチラセタムで認知機能の低下を比較した研究では，トピラマートとゾニサミドが言語流暢性とworking memoryを低下させ，トピラマートはさらに精神機能低下（mental slowing）も生じさせ[1]，word finding difficultyと呼ばれる言葉が出にくくなる自覚症状をきたすことが知られている[2]．これら認知機能障害は開始後比較的早期（6週以内）に表れ，また用量依存性であることが示唆されている．当センターでも400 mgを超えるような用量を投与した場合，言葉が出にくくなったと自覚する症例を経験しており，このような症例では減量することで症状が改善する．一方，本例のように50 mgという少量でも，年齢によっては認知機能を大きく悪化させる症例もあり注意が必要である．これら抗てんかん薬による認知機能低下は通常は可逆性で，症例ごとに薬剤の種類と用量を調節することにより，本症例のように注意障害や行動の緩慢さなどが改善する．高齢者への新規抗てんかん薬の安全性を検証した研究は少ないが，認知機能への影響や薬物相互作用の面からレベチラセタムやラモトリギンを推奨する報告もある[3]．

3. 抗てんかん薬と体重

一般に長期服用でバルプロ酸ナトリウム，ガバペンチンは体重を増加させ，トピラマートやゾニサミドは体重減少をきたすことが知られている[4]．食欲の増加や低下の自覚なく，体重が変化していく症例もあり，これら薬剤の投与中は経時的に体重を確認していく必要が望ましい．トピラマートによる体重減少は，投与後6ヵ月以内に顕在化するといわれ，内服量とは必ずしも相関しないことが示唆されている[5]．体重変化が大きい場合は薬剤の中止や変更で体重は戻ることが知られている．

文　献

1) Knapp CM, Ciraulo DA, Sarid-Segal O, et al.：Zonisamide, topiramate, and levetiracetam：efficacy and neuropsychological effects in alcohol use disorders. J Clin Psychopharmacol, 35：34-42, 2015.
2) Mula M：Topiramate and cognitive impairment：evidence and clinical implications. Ther Adv Drug Saf, 3：279-289, 2012.
3) Dolder CR, Nealy KL：The efficacy and safety of newer anticonvulsants in patients with dementia. Drugs Aging, 29：627-637, 2012.
4) Ben-Menachem E：Weight issues for people with epilepsy-a review. Epilepsia, 48(Suppl 9)：42-45, 2007.
5) Verrotti A, Scaparrotta A, Agostinelli S, et al.：Topiramate-induced weight loss：a review. Epilepsy Res, 95：189-199, 2011.

〈岩城弘隆，立川和裕，兼子　直〉

抗てんかん薬の変更で精神状態が劇的に改善した1例

症例㊶
▶ 31歳（当院初診時）女性，右利き
▶ 副作用精査希望あり

既往歴・家族歴 特変なし．満期産，正常分娩．

現病歴 内気で真面目な性格という．X−17年（14歳時），全身けいれんで初発．近くの総合病院脳外科で海馬の異所性灰白質を指摘された．当時から抗てんかん薬の服用を開始した．バルプロ酸だったらしい．X−13年には県庁所在地の総合病院脳外科へ転医，バルプロ酸を投与された．X−10年春に2回目の発作の意識消失あり．X−8年（23歳時）に3回目の発作あり．全身けいれんだったらしい．同年末から，1日量として，バルプロ酸800 mgへゾニサミド200 mgが追加され，翌年初めからは300 mgへと増量され，バルプロ酸は中止された．X−5年に左手が硬くなり，勝手に上がっていき，数秒後にわからなくなったという．X−4年，覚醒時にわからなくなった．発作の目撃情報は全体にあいまいで詳細は不明である．短大卒業までは友人もおり，安定した生活を送っていた．短大卒業後，就職し，ホテル，スーパー等に勤めたが，長くは続かず，X−1年末から無職となった．就労に関してしきりに父親から厳しい指導を受ける毎日だったらしい．

X年2月に自宅で父親とのあつれきから不穏となった．赤ん坊のように抱きついたり，「亡くなった人が成仏したいと伝えてくる」などと話したという．通院中だった総合病院の精神科へ医療保護入院となり，急性一過性精神病性障害[1]の診断を受け1ヵ月あまり入院し，退院した．入院後の翌日からは穏やかな会話が可能となったが，言動が緩慢で挨拶が丁寧すぎる，よく独り言を言うなどが目立ったらしい．入院中に知能検査が試みられたが，回答が極めて遅く中断となった．退院後，精神科は終診となり，同院脳外科の通院を続けていた．X年になり，母親がゾニサミドの副作用の存在を疑い，同年8月に当院を初診した．

経過 初診時は要領が悪かったが礼儀正しく，指示に従った．観察上，眠い様子はなく，睡眠時間は8時間だった[※1]．些細なことで不安になる傾向が強く，初診翌日のMRI検査中にパニックとなり，途中で中止となった．外来で文章完成法テストを行ったところ，「以前はテキパキと明るく元気に働けていた」という内容の記述が目についた．そのため，抗てんかん薬の副作用による精神活動緩慢化を疑い，それにより，鈍重な態度，作業能力低下，父親との人間関係悪化などをきたしていると想定し[※2]，2ヵ月の入院により，ゾニサミド1日量300 mgから同量のカルバマゼピンへと処方を変更した．その結果，劇的に態度は改善し，明るくハキハキ話すようになり，理解力も大きく向上した．動揺しやすい傾向も消失した．家庭内の父親との不和も改善した．X+1年の6月からは自らスーパーのレジ係のパートを始め，現在に至るまで順調に仕事を続けている．

発作型については十分な情報が得られない．発作の回数は少なく，目撃情報もあいまいである．X−5年時に左手が硬くなったというエピソードがあり，右半球の起始を示唆するようにも思えるが[3]，それ以上はわからない．脳波所見では，X年8月は正常域，X+1年3月は小鋭棘波を認めるのみだったが，X+3年7月の記録では右の中側頭部に棘波～鋭波の散発を認めた（図1参照）．側頭葉てんかんが疑われる．海馬の異所性灰白質については当院のMRIでは確認できなかった．

ここが着眼点！

※1▶ てんかん患者を診察する時には，抗てんかん薬の増量時，追加薬投与時に必ず前後の睡眠時間の変化，朝起きた時に「頭がすっきりしているか」，昼過ぎに眠気が強くならないかなどを確認したほうがよい．質問により，眠気の潜在が明らかになることも多い．

※2▶ 一過性の不穏は，副作用による不安の亢進，知的活動制限によるストレスへの対応力低下により生じた解離性障害[2]（従来のヒステリー相当）と考える．環境因に加えて，薬剤により，不穏，興奮が誘発される可能性を忘れてはいけない．

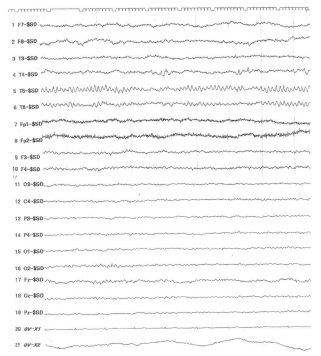

◀ **図1** 症例㊶の脳波所見

解　説　日常生活への影響大，見落としがちな副作用に注意！

　ゾニサミドにより精神活動全体の緩慢化が生じ，社会生活が制限され，一過性の不穏状態もきたした1例である．本人が眠気などを訴えず，睡眠時間の延長も明らかでなかったためか，副作用に気づかれなかった．ゾニサミドは部分てんかんのみならず，全般てんかんにも有効な薬剤であり，小児てんかんに頻用されている[4]が，その一方で，1％以上の頻度で眠気，無気力，精神活動緩慢化，焦燥などが生じることもよく知られている[5]．本症例では，作業能力低下，一過性の不穏の誘発ともゾニサミドの副作用の影響によると考えられる．てんかん病態は発作を主徴とするものであり，当然，患者も家族もその抑制を強く求め，医療機関を受診する．担当医も発作抑制に向けて全力を尽くすわけだが，発作を抑制するとともに，副作用のために患者の生活が損なわれないように常に観察し，配慮していく必要がある．当然のことだが，日常の多忙な診療の中で忘れがちな診療上の原則を確認させてくれた1例であった．

文　献

1) 世界保健機構，融　道男，中根允文，小見山実，ほか監訳：ICD-10 精神及び行動の障害 臨床記述と診断ガイドライン（新訂版）．医学書院，東京，pp.109-114，2005.
2) 世界保健機構，融　道男，中根允文，小見山実，ほか監訳：ICD-10 精神及び行動の障害 臨床記述と診断ガイドライン（新訂版）．医学書院，東京，pp.162-170，2005.
3) 寺田清人：発作時の側方徴候．Epilepsy，5：2011-2015，2011.
4) 大澤真木子：ゾニサミドのてんかん治療における意義．てんかんの薬物療法—新たな治療薬の導入後（兼子　直，編著）．新興医学出版社，東京，pp.117-132，2010.
5) 日本医薬品フォーラム，監修：日本医薬品集 医療薬 2015年版．じほう，東京，pp.1548-1552，2014.

（小畑信彦）

てんかん性昏迷に対するバルプロ酸の予防効果

症例㊷ 65歳（初診時）女性，右利き
主訴 年に3〜4回，1〜2日間続く昏迷状態を呈する
現病歴 21歳時に初発し，上記の主訴を認めるようになった．前兆として，半日ほど続く胸部不快感や頻尿を認めることがあり，発作中は，両眼瞼に顕著なミオクローヌスを認めた．本症例は，すでに近医にて精神変調に一致して，脳波で3〜3.5 Hzの汎性同期性棘徐波複合の連続が確認されており，フェニトイン（PHT），カルバマゼピン（CBZ）の十分量が投与されていたが，発作抑制不十分のため，X年に紹介入院となった．
経過 入院後の経過を図1に示したが，約3ヵ月の入院中に1度2日間にわたるてんかん性昏迷を認めた．症状消失後，バルプロ酸（VPA）単剤に切り替え，1日1200 mg（以下，薬剤投与量はすべて1日量で呈示）としたが，週に3〜4回の胸部不快感がみられたので，1600 mgに増量したところ，胸部不快感も消失し，以後，てんかん性昏迷も再発していない．

症例㊸ 30歳（初診時）女性，右利き
主訴 全身強直間代発作（GTC），20分〜1時間続く精神変調
現病歴 12歳時にGTCで初発し，14歳時にそれに加えて，20分〜1時間無意味に箪笥を開け閉めしたり，欲しくないものを買ってしまうする異常行動が出現し，その時に不機嫌や大食が合併することもあった．発症6年目に，上記精神変調時に脳波で，3 Hzの汎性同期性棘徐波複合が連続してみられたので，非けいれん性てんかん重積[1]と診断された．
経過 PHT，CBZ，フェノバルビタール（PB）の3剤投与により，GTCは抑制されたが，精神変調は月に5〜6回みられた．そのため，VPAを追加増量し，最終的には，PHT 280 mg，PB 90 mg，VPA 2000 mgにてGTCは消失し，精神変調も月に1回の頻度となった．

症例㊹ 30歳（初診時）女性，右利き
主訴 両眼瞼のミオクローヌスと全身脱力を伴う発作
現病歴 14歳時に2回，16歳時に3回のGTCがみられた．30歳時に，両眼瞼のミオクローヌスと全身の脱力を伴う発作を週に2〜3回認めるようになった．発作中は，身動きできず，その間の追想も完全ではなかった．発作抑制のため入院したが，入院中に発作に一致した3 Hzの汎性同期性棘徐波複合を連続して認めたため，てんかん性昏迷と診断した．
経過 発作は，クロナゼパム12 mgで完全に抑制されたが，同一投与量でも，発作頻度は徐々に増悪し32歳時には週に1回程度となった．そのため，エトサクシミド（ESM）を900 mg追加したが，無効であったので，ESMを中止し，VPAを追加増量した．

最終的にはCZP 12 mg，VPA 900 mgで，てんかん性昏迷は年に3〜4回に減少した．

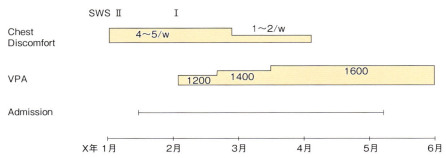

▲ **図1** 症例㊷の臨床経過
薬物の投与量はmg/日で示した．SWS（Spike-Wave Stupor）：てんかん性昏迷，VPA（sodium valproate）：バルプロ酸．
（木戸日出喜，ほか：Spike-Wave Stuporに対する維持薬物療法について．精神医学，30：1353-1355，1988より許諾を得て転載）

解説　てんかん性昏迷に対する効果的な薬物治療とは？

　非けいれん性てんかん重積の中に，いわゆる中心脳性と思われる多くは3Hz前後の汎性同期性棘徐波複合の異常な連続，頻回な出現とこれに一致する昏迷と表現されることが多い精神変調に要約される状態像がてんかんの経過上みられることがあり，Niedermeyerら[2]，Hosokawaら[3]は，Spike-Wave Stupor（SWS）と呼ぶことを提唱した．本稿で紹介した3症例はいずれも，このSWSに該当すると考えられる．報告した3症例に限っていえば，PHT，CBZ，PB，ESMはSWSの頻度を減少させず，CZPとVPAに有用性が認められた．しかし，CZPでは，連用による耐性形成がみられVPAの追加を必要とした．SWSの発作間欠期の維持療法にはVPAが有用と考えられた．本症例については既に報告している[4]．

文献

1) 永山正雄：非痙攣性てんかん重積状態の臨床，見逃されやすい治療可能な病態．日本医事新報，4693：27-34, 2014.
2) Niedermeyer E, Khalifeh R：Petit mal status（spike-wave stupor）. Epilepsia, 6：250-262, 1965.
3) Hosokawa K, Booker HE：Spike-Wave Stupor. Folia Psychiatrica et Neurologica Japonica, 24：37-47, 1970.
4) 木戸日出喜，長谷川充，坂本　宏，ほか：Spike-Wave Stuporに対する維持薬物療法について．精神医学，30：1353-1355，1988.

（木戸日出喜）

MEMO

第Ⅶ章

抗てんかん薬と精神症状

まとめ

　抗てんかん薬により幻覚・妄想，うつ病，行動変化などを起こすときがある．

　フェニトイン，フェノバルビタール，カルバマゼピン，バルプロ酸治療は20〜30％程度の症例にうつ病を併発させ[1]．トピラマートはうつ病と認知機能障害，小児では不穏状態と，ゾニサミドはうつ病と幻覚・妄想発症と関連する[2,3]．レベチラセタムはまれではあるが不安，情緒不安定，時には攻撃的行動に結びつくこともあるが，認知機能障害は起こさない．ガバペンチンは小児や発達障害を持つ患者で攻撃的な行動を起こすことがある．ラモトリジンは情動安定化作用が期待され，双極性障害にも適応がある．しかし，知的障害を持つ患者では酩酊様状態を呈することがある．最近導入された抗てんかん薬は安全性を考えて漸増するのが原則である[2]．治療経過中に精神症状が出現した場合には，まず治療薬により誘発された可能性を検討する必要がある．治療としては原因薬を減量するか他の薬剤に変更する，それでも改善しなければうつ病には抗うつ薬を用いる．うつ病が重症化した場合にはアリピプラゾール処方も考慮する．幻覚・妄想が原因と考えられる薬剤を減量，中止しても改善しない場合には，てんかんに併発した精神病症状と考え抗精神病薬処方も考慮する．

文　献

1) Baker GA, Jacoby A, Buck D, et al.：Quality of life of people with epilepsy：a European study. Epilepsia, 38：353-362, 1997.
2) 兼子　直：てんかんの薬物療法．新興医学出版社，東京，2010.
3) Mori Y, Kanemoto K, Onuma T, et al.：Anger is a distinctive feature of epilepsy patients with depression. Tohoku J Exp Med, 232：123-128, 2014.

（兼子　直）

第VIII章
高齢者とてんかん

第Ⅷ章・A 高齢者とてんかん

情動変化後に記憶障害を呈したTransient epileptic amnesiaの1例

● 症例㊵ ●
▶61歳, 女性
▶1時間の記憶がない

既往歴 帝王切開で2児出産.

生育歴・生活歴 A村で出生し高校卒業後B市の会社に勤めた. 頼まれて選挙のウグイス嬢をした際, 現在の夫と知り合い結婚した. 結婚後はA村で専業農家. 夫は農業のかたわらA村の社会福祉協議会に勤務し, さらにA村村議会議員を3期勤めた. 59歳時東日本大震災でA村が計画的避難地域となったため飼っていた肉牛を殺処分しB市の仮設住宅に避難した. 避難後は村の臨時職員として仮設住宅の管理人をしている.

現病歴 49歳時農協の役員会で紛糾し, 怒りのあまり理事に詰め寄ったがその後の記憶がなくなるというエピソードあり. ただ, この時, 周囲に異変は気づかれず, その後記憶がなくなるエピソードはなかったため受診せず放置した.

61歳時震災の体験を話すよう依頼され, 公民館で原稿を見ながら30分ほど話をした. 避難の際, 飼っていた牛を15頭殺処分したことを話すと涙が止まらなくなり, 涙ながらに話終えたところまでは覚えているが, その後1時間近い記憶がなくなった.

記憶がない間, 公民館の玄関のおびただしい数の靴の中からその日初めておろした自分の靴をみつけて履き, 自分の車に行きバックから鍵を取り出し車に乗った. しかしどう運転していいかわからず, 夫と息子の各々に「帰り方がわからない」「お母さんおかしくなった」と2回ずつ電話した. ぼっとして車の運転席に座っている患者の様子が気になった友人が患者の携帯電話にかけてきた際,「これから主人に病院に連れて行ってもらう」と話した. 夫が到着時患者は運転席でぼっとしていた. 夫の運転でA大学病院に向かう際「危ないからスピードを出さないで」と夫を注意した. スピードの件で夫を注意する一方, 同じ言葉を繰り返し言っていた. 病院に到着し, 自分で車を降り待合室で長男と落ち合った. 医師に呼ばれてからの記憶はある.

診察および検査所見 仮設住宅に入居してから, 管理人として住民に対する責任をまっとうしなければならないとの重圧から不眠傾向が続いていたこと, 農業でのんびり生計をたてていた毎日の暮らしが震災により突然変わってしまったことへの怒りを涙ながらに話すため, 心身医療科の当直医は解離性障害(F44)と考えたが, 鑑別診断のため頭部MRIと脳波をオーダーした[※1]. 頭部MRIは異常ないが, 脳波では高振幅徐波群発が頻発していたため, 当直医はてんかんと診断し, カルバマゼピン(CBZ)100mg/日を投与開始し, 筆者にその後の治療を依頼した.

経過 CBZ 100mg/日で夜よく眠れるようになった. 1ヵ月後の脳波(図1)でも高振幅徐波群発は頻発していたが, 1

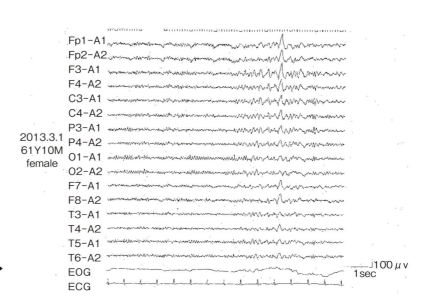

図1 ▶ 症例㊵の脳波所見

年後の脳波では激減した．記憶がなくなるエピソードが恐ろしく，仮設住宅の管理人の任務と，見学者に対する語り部の仕事は続行したが，講演の依頼はすべて断るようになった．しかし1年後62歳時C県の団体の依頼でまったく同じ原稿で同じ話をしたが，今度は記憶がなくなるエピソードは起きなかった．本人にその理由を聞くと，「東電への怒りは消えないが，1年の間に少し薄らぎ，いつまでも後ろばかり向いていないで，前を向いて生きなければと考えるようになってきた．講演の1週間前に大雪で丸一日立ち往生している車の人達に対して，仮設住宅の住民総出で炊き出しをした．ありがとうと言う立場から，震災後初めてありがとうと言われる立場になる体験をし，とても励みになった」と心境の変化を語った．

> **ここが着眼点!**
>
> ※1▶ 解離性障害(F44)を疑がっても脳波をとることは必要である．

解 説　　解離性障害との鑑別は？

　Transient epileptic amnesia(TEA)は中高年期に一過性の記憶障害を主症状として発症する．本症例の症状を中野がまとめた TEA の診断基準[1]に照らし合わせると，まず「①一過性健忘のエピソードを反復する」は本症例の2回のエピソードがあてはまる．「②健忘エピソード中記憶以外の認知機能は正常と判断される」はおびただしい数の靴の中から自分の靴を間違えずに探したこと，夫のスピードの出し過ぎを注意したことなどから証明される．「③てんかんと診断できるエビデンスが1つ以上存在する」は脳波でてんかん性異常波を認めたこと，その異常波が抗てんかん薬投与で改善したことの2点があてはまる．以上より本症例は TEA と診断できる．

　TEA と鑑別を要する疾患に一過性全健忘 Transient global amnesia(TGA)がある[2]．TGA の健忘は数時間から24時間に及ぶことが多く，脳波の異常を認めないなどてんかんの徴候を欠くとされているため本症例には当てはまらない．

　本症例では脳波が診断に関わる重要な位置を占めていた．解離性障害(F44)を疑がっても脳波をとることは必要である．

　本症例は2回の記憶がなくなるエピソードがいずれも怒りの感情が引き金になっている．文字通り怒りで我を忘れている．また，2回とも昼食前の空腹時でもあった．感情の変化がある特殊な条件に達すると発作にいたる反射てんかんの1種ではないかと現時点では考えている．

文 献

1) 中野隆史：認知症と一過性てんかん性健忘の鑑別診断法は？ てんかん診療のクリニカルクエスチョン200 改訂第2版(松浦雅人，原　恵子，編集)．診断と治療社，東京，pp.157-159，2013．
2) 薮井裕光，田邉敬貴：一過性全健忘．臨床精神医学講座 S2 記憶の臨床(松下正明，総編集，浅井昌弘，牛島定信，倉知正佳，ほか，編集)．中山書店，東京，pp.229-246，1999．

　　　　　　　　　　　　　　　　　(管るみ子)

第Ⅷ章・B 高齢者とてんかん

Wernicke失語を合併した症候性局在関連性てんかんでフェニトイン中毒症状を呈した1例

症例㊻
- 65歳（当院初診時）男性、右利き
- 右半身のけいれん
- 興奮、意味不明な暴言

既往歴 X−2年、ヘルペス脳炎に罹患し、A病院で加療し、後遺症はなし.

家族歴 てんかん、精神疾患の遺伝的素因はない.

教育歴 大学卒業後、骨董店に就職した.

現病歴 X−1年4月に自宅で倒れ、意識障害、言語障害があり、B病院に搬送された. 頭部CTで左側頭葉〜頭頂葉に出血が確認され1ヵ月間入院した. 退院後にC病院リハビリテーション（以下リハビリ）科に入院したが、不眠、不穏、スタッフへの暴言に加え、X−1年9月に右上肢の焦点運動発作および右半身間代けいれんがあり、フェニトイン（PHT）の治療が開始された. まもなく、D特老施設に入所したが、誤嚥性肺炎でX−1年11月にE病院呼吸器内科で入院加療（入院中に肺炎の再発予防のため胃瘻を造設）をした. 入院中に歩行困難、身体の自由が利かない状態となり、X年2月に要介護5でD特老施設へ戻った. 施設内で興奮、暴言、介護に抵抗、言語障害、ベッドからの転落があり、嘱託医が対応したが、施設での処置困難で当院を紹介された. 初診時は車椅子に乗車し、胃瘻、膀胱カテーテルが留置され、鎮静を図る内服薬で、声掛けにようやく上体を起こす過鎮静だった. <u>立位はとれず、自発眼振があり、PHT中毒と推察した</u>※1. 自発語は文意不明な独語が多く、朝の挨拶は理解したかのように返答をするが、意志疎通は困難で会話は成立しなかった.

検査結果 体重は45.1kgで、リハビリを開始したX−1年9月よりPHTを300mg（6.65mg/kg/日）の内服をしたが、血中濃度は未測定だった. 当院の入院時のPHT濃度は37.1μg/mlで中毒域だった.

脳CTでは、左側頭葉〜頭頂葉に広範な低吸収域を認めた. 自発語は流暢だが文意不明で、Wernicke失語と考えられ、中毒症状の訴えは困難だった.

脳波では（PHT中毒時）傾眠のため、アルファ帯域の脳波は認めず、棘波異常もなかった.

経過 入院時の内服薬は、降圧剤、胃腸機能調整薬、緩下剤の他、睡眠薬（ブロチゾラム 0.5mg/日）、抗精神病薬（リスペリドン RPD 1.5mg/日）、気分調整薬（バルプロ酸 VPA 300mg/日）、抗てんかん薬はPHT 300mg/日だった. 薬剤を調整し、退院時の身体重は同様で、抗精神病薬のRPD 0.5mg/日、気分調整薬のVPA 400mg/日、抗てんかん薬のPHT 250mg/日となった. 覚醒度が上がり中毒症状の改善で、膀胱留置カテーテルは通常のデイパンツを使用し、経口摂取が可能となり胃瘻からの経腸栄養剤は中止された. 退院時のPHT濃度は7.1μg/mlと低めだが、臨床発作を認めないため、このPHT内服量で継続とした（図1）.

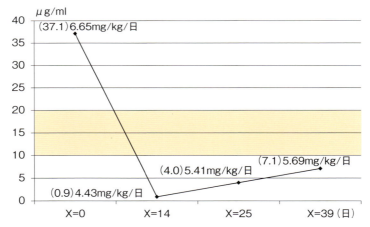

▲ **図1** 入院初日X=0から時系列毎にPHT血中濃度と体重1kgあたりの1日分のPHT内服量を示した. PHTの通常の治療濃度域は10〜20μg/mlとされる. カッコ内はPHT血中濃度

解　説　　内服量増加に伴う血中濃度上昇に注意

　てんかんはありふれた神経疾患の1つで、新生児期より超高齢期まで発症し、(神経)小児科医、内科医、神経内科医、精神科医、脳神経外科医など発症時の年齢、状況により治療担当医はさまざまである。既往のヘルペス脳炎は神経内科医、家庭で意識障害の発見された時は救急病院での担当医、リハビリ施設ではリハビリ科医、施設に戻った時には嘱託医、認知症と精神症状には精神科医などと、高齢者を扱う医師は各科にまたがる。病歴と脳画像から左半球に広範な器質変化があり、左前頭葉運動野からてんかん発射が起始し、放電が伝播し右半身けいれんとなったと考えられる。てんかん治療の基本は薬物療法で高齢発症てんかんのガイドラインが既に提唱されている[1]。新規抗てんかん薬は血中濃度と臨床効果の相関は解明されたとは言えないが、旧来薬、殊にPHTの血中治療濃度域は10〜20μg/mlとされ、6〜9μg/ml以上の濃度では内服量のわずかの増量で不釣り合いに濃度が上昇する[2]。**PHTは多くの抗てんかん薬と異なり、その血中濃度は非線形(飽和特性)を示す**※2ことを各科の医師は承知しても、治療の関心領域が異なり、てんかん専門医と同じことを求めることは困難である。一般に内服量の増加に伴って血中濃度が増加する「線形薬物」が多く、「非線形薬物」は多くない。内服量の増量で急激に高濃度となる上昇型非線形薬物(PHTや抗うつ薬であるパロキセチンなど)と内服量が多くなると濃度が上がりづらくなる頭打ち型非線形薬物(VPAなど)があり、PHT内服量が7mg/kg/日を継続すれば、中毒量になることは推測できる[2]。リハビリ科でPHT 300mg/日が開始されたが濃度測定はされなかった。施設から嚥下性肺炎のために治療を依頼された呼吸器科医にとって、肺炎の治療が主目的で、てんかん発作が抑制されていれば血中濃度の調整は他科の医師にお任せとなる。まして、Wernicke失語のため、「めまい、ふらつきはないか」と患者に尋ねても、患者自身が意味を了解できず、話す言葉も文意不明な"Jargon"となると評価は困難である[3]。立位がとれず失調などはPHTの用量依存性の副作用だろうが[4]、脳出血後の後遺症ととらえていたと推察できる。治療スタッフへの抵抗があり、暴言、不穏などの精神症状が加わると、治療状況はますます複雑になる。臨床医にとっては、発作の抑制は肝要だが、血中濃度の測定も必須な検査として念頭に置くべきである。

ここが着眼点!

※1▶ PHTの用量依存性の主な副作用は、めまい、ふらつき、歩行不安定である。
※2▶ 抗てんかん薬の多くは線形薬物(内服量と血中濃度が比例関係)だが、PHTは上昇型非線形薬物で、ある用量を超えるとPHT中毒を呈しやすい。

文　献

1) てんかん治療ガイドライン作成委員会：成人てんかんの薬物療法(高齢発症てんかんを含む)てんかん治療ガイドライン2010. 医学書院, 東京, pp.24-39, 2010.
2) Boch E, Hooper WD, Tyrer JH, et al.: Effect of dosage increments on blood phenytoin concentrations. J Neurol Neurosurg Psychiatry, 35：873-876, 1972.
3) 山鳥　重：失語の臨床型. 神経心理学入門. 医学書院, 東京, pp.178-229, 1986.
4) 日本てんかん学会：抗てんかん薬の作用機序と副作用. てんかん専門医ガイドブック—てんかんにかかわる医師のための基本知識. 診断と治療社, 東京, pp.31-37, 2014.

(笹川睦男)

第Ⅷ章・C　高齢者とてんかん

身体疾患に注意が必要な高齢者てんかんの1例

● 症例㊼ ●
- 93歳男性，右利き
- 左のほうに傾き，手・足をピクピクさせ1分位で治まる発作あり

既往歴　中学校卒業後肥料会社に60歳まで勤務し以後年金生活．33歳時に左側頭・頭頂部に脳挫傷を負い，2年後にてんかん発作が出現．総合病院や大学病院を経由し51歳時より当院にて治療を開始した．フェニトイン（PHT），フェノバルビタール（PB），カルバマゼピン（CBZ），バルプロ酸（VPA）が投与されていた．

家族歴　妻は19年前に胆管がんで死亡，子供4人は独立し長男夫婦と同居．

現病歴　66歳時に筆者が当院に移ってから患者さんを診るようになった．脳波で右前頭部に棘波を認め，てんかん発作は顔が左のほうに向いて意識がなくなり全般性強直間代けいれん（GTC）を起こすというもので症候性局在関連性てんかん（前頭葉てんかん，外傷後てんかん）と診断した．PHT 275 mgとCBZ 800 mgの2種類の抗てんかん薬（AED）により発作は顔が左を向くが意識があるという単純部分発作（SPS）となり，それも数年に1回位の頻度となっていた．

経過　84歳，85歳時と2回PHTによるふらつきを認めたがPHT 225 mg，CBZ 450 mgに減量後発作・ふらつきもなく，AED血中濃度もPHT 10.9 μg/ml，CBZ 4.3 μg/mlとまずまずであった．

87歳時に週に1回ふらつくと訴え，血中濃度はPHT 9.2 μg/ml，CBZは5.3 μg/mlとreferenceレベルにありAEDの副作用とは思えなかった．徐脈と不整脈を認め高血圧にて治療していた内科医院にお願いし24時間心電図をとったが上室性や心室性期外収縮はあるも洞機能不全を疑う所見は認めなかった．

88歳時ふらつきにてPHT 200 mgに減量．89歳時にふらつきで総合病院入院．この際PHT過量服薬が疑われ，PHTは止めるように家族に言われたが筆者には伝わらずPHT 200 mg，CBZ 600 mgを継続投与していた．

90歳時当院待合室でガラスドアにつっこみ頭部裂傷を負った．原因が発作か副作用のふらつきによるのかわからず当院入院．内科の薬は降圧薬や脂質異常症の薬剤8種類が出ていたがAEDと相互作用するものはなかった．入院時の血中濃度はCBZ 8.8 μg/ml，PHTが2.0 μg/ml未満でちゃんと飲んでいるとの本人の話も当てにならず，PHTは血中濃度の管理が難しいためAEDの変更を図った．入院後「頭がひっぱられて，手足がピクピクし，意識がぼーっとなる」といった発作が4回ありPHT 200 mg，CBZ 600 mgにVPA 400 mg，トピラマート（TPM）25 mgを追加し，PHTを漸減中止．その後VPAを漸減・中止してCBZ＋TPMとした．薬剤調整の途中で意識をなくし体を前のめりにする1分くらいの発作が認められたが最終的にCBZ 600 mg，TPM 100 mgで調子が良いとのことで退院．入院中とった脳波でてんかん波はつかまらなかった．心電図は1度房室ブロックと左室肥大の所見が認められた．

91歳時に眠気のためCBZ，TPMを1日2回から1回就寝時に変更したがその翌日より朝8～9時頃に連日発作（意識がなくなり前のめりになり持っている物を落とす．1分で治る）が出現．これ以外に朝3，4時頃に起きて電気を灯けたり，便座を壊す等の行動異常があり当院2度目の入院．入院後筆者が間違ってCBZ（200）3Tを4Tにしてしまったことが判明しすぐに3Tに戻してからすっきりした感じで家ではできなかった衣類着脱も自分で行うようになった．CBZ血中濃度の下がりが悪く，CBZを600 mgから500 mgに減量．脳波でてんかん波なく，これでいけるかと思っていたところ左のほうに傾き，手・足をピクピクさせ1分位で治まる発作（？）がみられた．<u>それまでのてんかん発作とは異なるため心原性失神を疑いホルター心電図をとったところ</u>※1，3秒以上の心停止が何度もみられ洞不全症候群の疑いでペースメーカーの適応と診断され総合病院循環器科に転院．転院までの間にも椅子に座り，天井を見上げ上肢をだらりと下げ意識がない失神発作を認めた．脳波ではてんかん波は認めず，5～7 Hz 20～30 μVの低振幅θ波が優勢な脳波で脳機能低下を思わせる所見が認められた．AED血中濃度はCBZ 10.8→10.3→8.0→8.3 μg/ml，TPM 3.03→3.48→3.66→3.75 μg/mlと推移し，退院時処方はCBZ 500 mg，TPM 100 mgとした．

ペースメーカー植え込み後に当院外来受診しTPMを50 mgに減量．脳波では6.5～7.5 Hz 30～50 μVのθ波に4～5 Hz 20～30 μVのθ波が混在するも前回脳波より周波数が増加し，右前頭部に位相逆転する鋭波を認めた．92歳時HDS-R 15/30，MMSE 20/30と認知能力の低下はあるも年齢を考慮するとまずまずと判断，TPMを漸減・中止しCBZ単剤とした．

CBZ 500 mgで血中濃度は8.4 μg/mlでてんかん発作も失神もなく，現在週3回日中はデイケアに通い同年齢者と話をしたりして過ごしている．

※1▶ 高齢者に通常と異なる発作がみられた時は心原性失神を疑い24時間心電図などで確認する必要がある．

解説　てんかん発作と心原性失神発作を鑑別し，突然死を回避

　Hauserら[1]によれば，てんかん発作の罹病率は3歳未満の若年者と高齢者の二峰性を呈する．今後高齢者が増加することからてんかん発作を有する高齢者の数が多くなると考えられる[1,2]．高齢者は神経系の病気以外にも心血管系などの身体病の合併症が多くなる．失神，特に心原性のものは，てんかん発作との鑑別に重大な意味を持つ．それは前者が生命予後に影響するとともに診断が確定すれば治療により突然死の危険を防止できることにある[3～5]．本症例のように成人からてんかん発作を持っている人がそれまでのてんかん発作と異なる発作を呈した時には心原性の失神を疑い，鑑別診断をすることによって突然死の危険が回避され得る．後で考えると1回目の入院時にみられた短時間の意識障害は心原性失神発作であった可能性が高く，AEDを色々変更したのは何の意味があったのかと忸怩たる思いがする．トイレで便器を壊したり，急に行動がおかしくなるとの家族の話で一時認知症も考えたが，洞機能不全症候群による数秒間の心停止が頻回に起こることによる脳機能不全状態であったと思われ，認知症と早とちりして余計な検査や治療をしないで済み，筆者にとって心に残る症例であった．

文献

1) Hauser WA, Annegers JF, Kurland LT : Incidence of epilepsy and unprovoked seizures in Rochester, Minnesota : 1935-1984. Epilepsia, 34 : 453-468, 1993.
2) 赤松直樹, 山野光彦, 辻　貞俊：高齢者のてんかん—病態, 診断, その特殊性. 医学のあゆみ, 233 : 973-977, 2011.
3) Anderson J, O'Callaghan P : Cardiac syncope. Epilepsia, 53 : 34-41, 2012.
4) Anderson J, O'Callaghan P, Smith AP : Cardiac syncope. In : Borderland of Epilepsy Revised (eds Reuber M, Schachter SC). Oxford University Press, New York, pp.35-52, 2013.
5) King DW : Convulsive Nonepileptic Seizures. In : Imitators of Epilepsy (eds Kaplan PW, Fisher RS). Second edition, Demos Medical Publishing, New York, pp.63-66, 2005.

〈金山隆夫〉

第Ⅷ章・D　高齢者とてんかん

見落とされている事実はないだろうか？
マイナーなてんかん発作に気を配る

> ● 症例㊽ ●
> ▶ 71歳女性，右利き
> ▶ 意識消失・転倒・受傷のエピソードがあり，てんかんかどうか調べたい

既往歴・家族歴　特記事項なし

現病歴　X−1年5月（70歳）に，自宅の台所で意識消失し，気づくと2時間経過して肩を脱臼していた．脱臼の治療のみで様子をみていた．同年11月18日と24日にもやはり自宅で倒れていたが，放置された．X年1月17日に自室で倒れているところを長男夫婦が発見，反応がなくいびきをかいて流涎がみられた．救急搬送された総合病院でMRIとホルター心電図を施行されたが異常はなく，てんかんの疑いで同年3月7日に当院紹介入院となった．

診察・検査所見　MMSE 30点で，その他明らかな神経学的異常所見なし．採血・尿検査などで異常所見を認めなかった．脳波検査にて，背景活動は8〜9 Hzのα波が後頭部優位に出現，突発性異常波として全般性多棘徐波複合が出現しており，閉眼後や，特に光刺激中に頻発した．頭部MRI, 頭部 ^{18}F−FDG−PET, ^{99m}Tc−ECD−SPECT で異常所見はみられなかった．

経過　脳波は特発性全般てんかん（IGE）の所見だったが発症年齢からは考えにくかった．しかし<u>他に両側広汎性異常波を呈するような疾患の証拠もなく，IGEの可能性を考え問診した</u>※1．そこで「6歳頃からまばたきが多く，よくからかわれていた」，「まばたきと"眼球が勝手に動くような感じ"をしばしば感じていた」，「30歳頃までに2回意識をなくして倒れることがあったが様子をみていた」ことが発覚した．また学童期には「机に伏した状態から顔を上げた際に特にまばたきが頻発した」と語り，光過敏性をうかがわせた．それ以外のミオクロニー発作や欠神発作のエピソードはなかった．瞬目は成人以降も持続し，現在もしばしば周囲から指摘されており，てんかん性の眼瞼ミオクロニー発作（eyelid myoclonia：EM）である可能性を考え，左眼瞼に筋電図を装着し，ビデオ脳波同時記録を行った．3秒程度持続する全般性多棘徐波複合に同期して眼瞼の筋電図に筋放電が出現し（図1），ビデオでも眼瞼のミオクローヌスが確認された．さらに入院中の同年4月14日，病棟で前兆なく左右差のない2分程度の強直間代発作（GTCS）があった．以上から，本症例の発作型はEMとGTCSと判断し，6歳頃に発病したが71歳まで未治療のJeavons症候群（eyelid myoclonia with or without absence：EMA）であると診断した．バルプロ酸600 mg内服で退院し，EMは時に生じるもののX+2年3月までGTCSはなく経過し，脳波上も全般性棘徐波複合の出現頻度が減少している．

最終診断　Jeavons症候群
最終処方　バルプロ酸600 mg/日

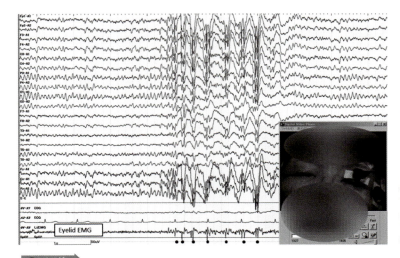

◀ 図1
左眼瞼に筋電図を装着し，ビデオ脳波が行われた．全般性棘波の出現に同期して，眼瞼の筋放電（●）が確認された．
（曽根大地，渡辺雅子，村田佳子，ほか：高齢者てんかんのピットフォール—老年期において初めて診断されたJeavons症候群（eyelid myoclonia with or without absences）の一例．てんかん研究，33：90-95, 2015より許諾を得て転載）

> **⦿ ここが着眼点！**
> ※1 ▶ 高齢発症てんかんのように見えて，未診断・未治療のIGEのことがあり得る．本人・周囲に気づかれにくい発作症状に注意して問診することが重要である．

解説　稀な症候群，発作症状を見逃すな！

　Jeavons症候群は1977年に報告され，幼少期に発症し光過敏性を伴うEMを特徴とするIGEの一型である[1]．かなり均質な一群として考えられており，遺伝の関与が示唆されている．発症のピークは6〜8歳で，EEG上は全般性多棘徐波複合がみられ，特に光刺激と閉眼でEMが誘発される[1]．一般的にGTCSは稀発性である[1]とされ，本症例の診断が遅れた要因の1つと考えられる．本症例は，本人や周囲がEMをてんかん発作と認識しておらず，当初の病歴聴取からは高齢発症のてんかんと考えられたが，実際は小児期に発症したJeavons症候群であると診断された．

　高齢者におけるてんかんが近年注目されており，てんかんの年齢別発症率は小児期にピークを迎えて青年期に下がるものの，50歳前後を境に再び上昇に転じ，高齢初発のてんかんはすべてのてんかん患者の20％を占めると報告されている[2]．一方，そのうちのほとんどが局在関連てんかんであり[2]，IGEが高齢になって発症することはまず考えられない[3]．Loiseauらはフランスのてんかん患者804名のデータを調べ，60歳以上で発症したGTCSで両側広汎性の棘徐波を呈した例はたった5例であり，うちIGEと診断できるものは一例も認められなかった．著者らは「60歳以上で発症するIGEは"the Loch Ness monster"（ネッシー）であり原則として存在しない」と結論づけ，もし存在するとすれば遺伝素因を基盤として何らかの後天的な要因が重なった場合としている[3]．

　今回の症例は，70歳以降4度の意識消失・転倒のエピソードを主訴に受診し，その他には当初は何も聞き出せなかった．当然部分発作については詳細に問診がなされていたが，それを思わせる症状も脳波所見も一切なく，一見して70歳で発症した全般てんかん，それも症候性てんかんではなくIGEのようであった．しかしこのようなまず考えられない事象を見た時は，「我々はついにネッシーを発見したのだ」などと結論づける前に，見落としている真実がないかどうかよく考えなければならない．

　また治療について，たとえば部分発作で第一選択とされるカルバマゼピンはミオクロニー発作を悪化させるとされており[4]，もし仮に本症例を高齢で生じたてんかんという観点だけから局在関連てんかんと診断しカルバマゼピンを処方した場合，適切な薬剤選択とはいえないであろう．治療の観点からも，高齢者におけるてんかんでもIGEの可能性を実は考慮すべきである．

　蛇足ではあるが，バルプロ酸は全般てんかんの第一選択薬である一方で局在関連てんかんにも一定の効果はあり，本症例に対して何も考えずにバルプロ酸あるいは同様に両者に効果のある抗てんかん薬を処方するという選択肢もあったかもしれない．加えて，その場合でも本症例の予後や経過は，結果としては同じかもしれない．しかしそれでは真実には辿り着けないのである．もちろん不要な検査は避けるのが望ましいが，可能な限り正確で細かい診断をつけ，可能な限り疑問を解消するという姿勢が医学に携わる者として重要だと筆者は考える．また言うまでもなく姿勢だけでは不十分で，このようなケースでは稀な症候群や発作症状についての知識を持っていなければ聞き出すこともできないし，聞いても診断に結び付けられない．普段からの知識の研鑽，経験の蓄積，そして思考停止に陥らずよく考えることが大切なのである．

文　献

1) Striano S, Capovilla G, Sofia V, et al.：Eyelid myoclonia with absences（Jeavons syndrome）：a well-defined idiopathic generalized epilepsy syndrome or a spectrum of photosensitive conditions？ Epilepsia, 50(Suppl 5)：15-19, 2009.
2) Stefan H：Epilepsy in the elderly：facts and challenges. Acta Neurol Scand, 124：223-237, 2011.
3) Loiseau J, Crespel A, Picot MC, et al.：Idiopathic generalized epilepsy of late onset. Seizure, 7：485-487, 1998.
4) Genton P, Gelisse P, Thomas P, et al.：Do carbamazepine and phenytoin aggravate juvenile myoclonic epilepsy？ Neurology, 55：1106-1109, 2000.

（曽根大地，渡辺雅子）

第Ⅷ章

高齢者とてんかん

　高齢者数が増加しているが，それに伴い高齢発症てんかん患者が増えている．これは先進国全体の傾向であり，てんかん発症は小児期発症と高齢期発症の2峰性を示す．高齢者は心血管系の合併症，腫瘍などの合併症の頻度が高く，これらの身体疾患による失神などとてんかんとの鑑別を要することが多い．

　高齢者のてんかんの特徴は多くが部分発作で，しかもけいれん発作が少ない．意識障害が多く，それが長時間持続する場合がある．一方，抗てんかん薬で容易に抑制される傾向にある．

　高齢発症のてんかんでは基礎疾患を持つ場合があり，多くの患者の場合，すでにいくつかの薬剤を服用している．肝臓の酵素（CYPs）誘導作用を持つ薬剤を服用している場合には肝臓で代謝される抗てんかん薬代謝が促進されることがあり，逆にCYPsを抑制する薬剤を服用している場合は抗てんかん薬の血中濃度の上昇がみられることがある．腎排泄型抗てんかん薬は肝臓での薬物相互作用を起こさないので高齢患者にはレベチラセタムなどの処方を好む治療者も多い．

〈兼子　直〉

MEMO

第 IX 章

運転とてんかん

第IX章・A　運転とてんかん

週数回明け方に発作を起こすも，運転免許取得を希望している症例

● 症例㊾ ●
- 39歳（検査時）男性，右利き
- 週に2〜3回，'明け方'に突然体が動かなくなる
- 運転免許を取得したい

現病歴　X－33年（6歳時）頃から「突然そわそわし，クックックッと笑いふざけたように走り出す」といったことが月1回みられるようになり，持続は10秒くらいであったがその間は意識障害があるようだった．A病院を受診してんかんと診断されカルバマゼピン（CBZ）が開始された．前記のような発作はみられなくなったが，その後「顔のひきつり」が1日に数回起こるようになった．15歳時眠気のため自己中断すると10秒くらいの「顔をしかめて苦しそうに笑いその後に自分の頬を叩く」発作が1日に2回出現し服薬を再開した．難治てんかんの精査加療目的にてX－12年（27歳時）当院を初診となった．

同年1回目の検査入院のビデオ脳波記録では❶発作中に腕や体幹の運動をともなう笑うような運動，❷短い意識減損，❸発作間欠時脳波で前頭優位に棘徐波複合を認め，かつ発作時脳波にて前頭の低振幅速波が発作に先行する，などの理由から「笑い発作をともなう前頭葉てんかん」と診断された．CBZ 1000 mg，フェニトイン（PHT）350 mg，クロバザム（CLB）30 mgなど服用するもなお発作は覚醒時・睡眠時を問わず1日2回ほど持続していた．

X－6年（33歳時）レベチラセタム（LEV）を開始したところ発作の著明な減少を認めた．処方をLEV 3000 mg，CBZ 500 mg，PHT 300 mg，CLB 15 mgとし，発作は「週1〜3回明け方ベッド上にいる際に突然体が動かなくなる，発作終了時から手足の動きは回復し，その間記憶もある」というもののみが残存していた．本人からの報告ではその後日中の発作はまったくないとのことであった．

日中の発作が消失してからは工場で就労を行っていたが，ときに運転をする必要性があることや身分証明書として運転免許証を取得したいと希望するようになりX年（39歳時），その旨主治医に相談があった．主治医が再度詳細な問診を行ったが，本人のいうところの'明け方'が睡眠中であるのか，覚醒後であるのかについては判然としなかった．**道路交通法に照らし合わせると，患者の発作が「発作が睡眠中に限って起こっているのか否か」を確認することには大きな意味があると考えられ**[※1]，患者にビデオ脳波による発作評価について提案し，患者が同意したため入院精査となった．

入院時検査とその所見　入院後7日間のビデオ脳波モニタリングを行った．**5日目に夜間に1回，6日目に夜間1回と明け方1回，7日目に明け方1回を捕捉した．いずれも睡眠中（spindle phase）に突然覚醒し運動症状をともなう10秒前後の発作であった**[※2]（図1，2）．この発作については本人，付き添いの母親からも「いつもの発作」であるという陳述が得られた．7日間の検査中日中覚醒時には発作を認めなかった．以上より2年間経過観察をした後「発作が睡眠中に限って起こっており，今後症状悪化のおそれがない」旨の診断を行い，運転免許申請は可能と判断した．

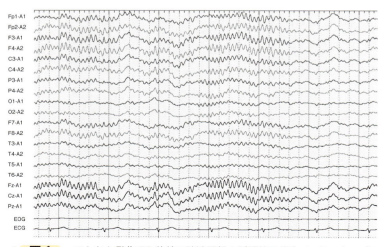

▲ **図1**　てんかん発作30秒前の脳波記録：睡眠第Ⅱ相（spindle phase）

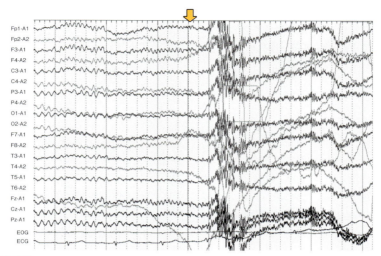

▲ 図2　てんかん発作：脱力感とともにいびき様の呼吸で発作がはじまり（黄色矢印），その後右手の自動症に移行し呼吸速迫となる．約20秒で発作終了し覚醒する．

ここが着眼点！

- ※1▶ 発作が消失していなくても「睡眠中に限って起こる発作」の場合，法律上は2年間の経過観察後運転免許が取得可能である．
- ※2▶ 運転免許申請にあたっての発作の状況に関しては，公正かつ客観的判断がなされる必要がある．

解説　完全に発作が消失しなくてもOK？　運転免許取得「可」とする条件とは

　現在の道路交通法においててんかん患者が自動車運転免許を取得するためには基本的には一定期間発作がないことが条件となっているが，「発作が睡眠中に限って起こる」旨の診断がなされた場合には運転免許を取得することが可能とされている．本症例が述べる'明け方'という表現には微妙なニュアンスがあり，外来レベルでは「睡眠中に限って起こる」発作といえるか判断に苦しむところであった．その上発作頻度も多いため，安全上も医学的妥当性のある客観的評価をする必要があると考えビデオ脳波モニタリングを施行した．ビデオ脳波モニタリングの結果，①複数回のstereotypeな発作がspindle phaseに限り生じた，②本人，家族の陳述から捕捉した発作がhabitual seizureと特定できた，③日中覚醒時には発作は捕捉されなかった，という点から上記見解に達し，運転免許を申請するに至った．てんかん患者の運転免許取得の判断は本人の申請ももちろん重要であるが，なるべく医学的な根拠に基づいた客観性の高い判断がなされることが好ましい．本症例についてはビデオ脳波モニタリングを行うことで，運転免許を取得するにあたり公正な根拠を示すことができたと考えている．また本患者はLEVの追加により夜間のみの発作に限られ，就労・運転免許取得が可能となった．たとえ難治症例で発作が消失に至らないとしても治療の工夫により，患者のQOLが高められる可能性があることを教えてくれた症例でもあった．

（岡崎光俊）

第IX章・B　運転とてんかん

10年間に50回以上発作による事故を起こした症例

症例㊿
▶ 33歳男性，左利き
▶ 交通事故を繰り返す

既往歴　幼少時虫垂炎の手術．熱性けいれん数回．

家族歴　同胞はいない．

生育歴・生活歴　母親が16歳時患者の父親に強姦され妊娠し，入籍のうえ患者を出産した．しかし母親は父親の暴力に耐えかね，患者を連れ家出した．父親は母親を連れ戻そうと執拗に追いかけるため，患者が複数回熱性けいれんの発作を起こしても保険証を使うと居場所を特定されるため受診させなかった．就学前にようやく両親の離婚が成立し，母親が再婚すると同時に患者は母親の実家に預けられ，母方祖父母に育てられ小中学校を過ごした．中学卒業後は祖母の自営業の手伝いや，親族の仲介で土建会社等に勤めたが意識消失発作・発作による頻回の交通事故・性格上の問題で勤まらず，転々と職を変えた．

現病歴　正確な発症時期は不明だが，**20代の頃から運転中意識を失うことがあり，33歳までの10年近い期間に50回近い事故を起こした**※1．事故による車の損害のうち，自動車保険で処理できない分の支払いを家族は援助しており，その総額は数百万にも及んだ．また，その期間内に所有した車のべ5台が廃車となった．

また，仕事中意識を失うことがあり，職場の同僚からてんかん発作を疑われ受診を勧められたこともあった．しかし，本人は「てんかんは倒れるはずで自分は倒れないから違う」と受診を拒否した．

31歳時会社に多大な損害を与える事故を起こし，自主退職に追い込まれ，生活に困って1年ほど母親の嫁ぎ先で暮らした．同居するようになってから初めて母親は2〜3分一点凝視しぼっとして幼児言葉のような言葉をぶつぶつ言う症状に気づいた．しかし倒れて外傷を負うことがなかったため，母親もてんかんとは思わず受診を勧めることはなかった．さらに母親は発作よりも本人の易怒性に手を焼き，結局生活資金を援助して患者をアパートに一人暮らしをさせ，継父の仲介で就職した．

33歳時1時間のうちに2回反対車線に飛び出す事故を起こし，2度目の事故で頸椎損傷を負い，車は大破し，搬送先の病院に入院となった．本人が「反対車線に入って行く時の記憶がない．病院についてからなんでここにいるのかと思った」と言うため，整形外科医が事故はてんかん発作によるものではないかと考え，事故から2日後にB病院に紹介した．

紹介時診断　てんかんの疑い

診察・検査所見　初診時事故の様子や事故時以外の意識消失発作について尋ねたが，「気がついたら病院にいた」としか事故については自覚せず，事故時以外の意識消失発作についても自覚はなかった．頭部CT・MRIは異常ない．脳波は安静覚醒時より右前側頭・中側頭部で位相逆転する小棘波が頻発していた．心理検査ではWAIS-IIIで全IQ81，言語性IQ76，動作性IQ90であった．

経過　側頭葉てんかんと診断しカルバマゼピン（CBZ）を投与開始した．さらに単身生活で発作頻度がつかめないため，母親がしばらく入院のうえ行ってほしいと希望した．本人は精神科病院への入院などとんでもないと渋ったが，家族の説得で3ヵ月入院の約束でB病院開放病棟に転院となった．

当院入院前からCBZ 400 mg/日を投与していたためか，入院後は一度も発作はなかった．脳波上の突発波も減少し，投与開始後3ヵ月で消失した．

発作の確認のための入院だったにも関わらず，入院後は患者の偏った性格が問題として浮かび上がってきた．自分に直接害が及ばないことでも他患の不正は許せず，メモに克明に記入して医療者に告発してきた．そして医療者がただちに対応しないと怒り，怒りが治まらない時はたびたびハンガーストライキをするほどだった．その一方で依存性はあり，他患に対する苦情を医療者に伝え医療者に解決してもらうのではなく，自分で言える苦情は自分で言うように指導したが実行はできなかった．

金銭感覚にも問題があり，事故直後家族に新しい車の購入を希望したり，日常生活においても浪費傾向がみられた．異性に対しては拒否的で，背が高くハンサムなため好意を寄せ近寄りたがる女性患者も複数いたが，生理的嫌悪感を示していた．なお，性格検査（YG, SCT, バウム, ロールシャッハ）を施行したが防衛的で反応の歪曲が疑われ，解析できなかった．

3ヵ月の入院で発作は確認されず，脳波で突発波も消失し，最終発作から2年間は運転ができないことを納得したため退院とした．外来通院では服薬を遵守し発作は抑制され，2年後にその旨の診断書を公安委員会に提出し免許を取得した．運転できない2年間は運転を必要としない職種についていたが，免許再取得後は土木建築の仕事に変わった．人間関係のトラブルも減っている．

> **ここが着眼点！**
>
> ※1▶ 交通事故発生時はその目撃者や対応する警察官がてんかんに対する知識をもっていることで，患者の早期発見・治療の開始，事故の再発防止につながることがある．

解　説　　もっと社会がてんかんを正しく理解する必要がある

入院後に確認された性格傾向は過度の正義感（自分に直接被害が及ばないことでも他患の不正を許さず告発する），過剰書字（メモ用紙に克明に記入する），依存性（問題解決を他者にゆだねる），性的関心の低下（異性への嫌悪感）などで，これらはGeschwind症候群にみられる性格傾向である[1]．

本症例は車の所有と運転に関する強い欲求を持っていたが，てんかんとの診断とそれにまつわる法律を説明することによって2年間運転を必要としない職種に就き，通勤も徒歩かバスを使う生活をした．過度の正義感が法律遵守に向かわせた一面もある．逆に患者がもっと早くにてんかんと診断され治療を受けていれば，10年間で50回以上と患者と家族が申告する事故は防げた可能性がある．偶然にも患者の起こした事故で死傷者はいなかったが，一歩間違えば本人と他人の生命に危険が及んでいた可能性を考えると，この例が特殊な例と片付けてはいけない．

本人と母親はてんかんが倒れる病気だとの誤解のもとに医療機関を訪れることはなかったが，発作を目撃した第三者や交通事故処理の現場にいた警察官がもっとてんかんについて知識を持っていれば，ここまで長い期間未治療で危険な運転をすることは避けられたはずである．医師への啓蒙の必要性を説いている報告[2]もあり，本症例でも整形外科医が当院に紹介し診断治療にいたった経緯から，医師への啓蒙も重要ではあるが，それだけでは不十分である．交通事故を検証するよう事故対応の警察官に対してんかんという病気についての啓蒙を進めることが必要である．

文　献

1) 扇谷　明：情動と側頭葉てんかん．医学書院，東京，1993．
2) 馬場美年子，一杉正仁，相磯貞和：てんかん発作による意識障害に起因した自動車事故―本邦判例からみた運転者の刑事責任と現行法上の問題点について―．てんかん研究，31：8-18，2013．

（管るみ子）

第Ⅸ章

運転とてんかん

てんかんを持つ患者の車の運転は絶対的欠格事由であったが，2002年に車の運転は相対的欠格事由となった．国内では下の**表1**（公安委員会指定書式：てんかん診断書）に記載されているように，一定の条件を満たすと車の運転は可能となった．しかし，最近のてんかんを持つ運転手により起こされた交通事故の多発により，社会的な批判が強まり，罰則が強化され，2013年6月14日，新しい道路交通法が施行された．

「運転は発作がある一定期間抑制されたらできる」，という権利であるが，権利の背後にはきちんと医療を受け，規則的に服薬するという義務が存在することを忘れてはならない．

明確かつ持続時間の長い発作の前兆がある患者では交通事故のリスクが軽減すると一部で考えられているが，最近これに否定的な結果が報告されており[1]，前兆が事故の軽減に役立つか否かは今後の検討課題である．発作抑制が車の運転にはもっとも重要である．

一方，交通網が整備されている都会では車を運転できなくても生活への影響が比較的少ないが，地方では車は生活，通勤，通院に必須である．車の運転ができなくなり，失職する人もいることに留意する必要がある．車の運転の前提条件となる，2年間の発作抑制期間が妥当か否かは現在てんかん学会で検討中である．

▼ **表1** 公安委員会指定書式：てんかん関係診断書

医学的判断
　病名
　所見
現時点での病状についての意見
　ア　発作が過去5年以内に起こったことがなく，今後も発作が起こるおそれがないと認められる．
　イ　発作が過去2年以内に起こったことがなく，今後，（　）年程度であれば，発作が起こるおそれがないと認められる．
　ウ　1年間の経過観察をした結果，発作が意識障害および運動障害を伴わない単純部分発作に限られ，今後，症状の悪化のおそれがないと認められる．
　エ　2年間の経過観察をした結果，発作が睡眠中に限って起こり，今後，症状の悪化のおそれがないと認められる．
　オ　上記「ア・イ・ウ・エ」の症状の悪化や今後発作のおそれがないとまではいえないが，6か月後には，上記「ア・イ・ウ・エ」になると診断できることが見込まれる．
　カ　上記「ア・イ・ウ・エ」の症状の悪化や今後発作のおそれがないとまではいえないが，6か月より短期間（　か月）で上記「ア・イ・ウ・エ」になると診断できることが見込まれる．
　キ　上記アからカのいずれにも該当せず，運転を控えるべきである．
　・過去2年以内に発作を起こした．　・今後発作を起こすおそれがある．　・その他

文献

1) Punia V, Farooque P, Chen W, et al.：Epileptic auras and their role in driving safety in people with epilepsy. Epilepsia, 56：e182-185, 2015.

（兼子　直）

第 X 章
就労とてんかん

職場の環境調整によるストレス軽減がバルプロ酸減量につながり，妊娠・出産した症例

◉ 症例(51) ◉

▶ 21 歳（当科初診時）女性，右利き
▶ 発作を減らしたい

家族歴　父親の同胞にてんかん

既往歴　特記すべきことなし

現病歴　3 歳頃から歩行時に転倒することが多かった．小学生の頃から 1〜2 分程度ぼんやりとすることが月単位でみられたが，医療機関未受診であった．X−5 年頃から歩行中にバタンと転倒する発作が出現したため，バルプロ酸（VPA）600 mg を服用開始した．それ以降発作はほぼ消失した．X−2 年より介護の仕事に就き，睡眠不足，過労気味の生活となってから，手指の瞬間的なピクツキがほぼ毎日みられるようになり，X 年に寝起きに強直間代発作が出現したため，X 年 10 月に当科を初診した．

初診時所見　当科初診当時は VPA 600 mg＋クロナゼパム 0.5 mg を服用し，VPA の血中濃度は 94.5 μg/ml だった．脳波は背景活動正常で，広汎性の多棘徐波複合が頻発していた．手指などの小さなミオクロニー発作がほぼ毎日出現し，強直間代発作が年単位でみられた．頭部 MRI は異常なかった．

幼小児期の症状は非定型的で解釈困難だが，X−2 年以降の症状はミオクロニー発作と寝起きの強直間代発作であり，脳波所見もあわせて特発性全般てんかん（若年性ミオクロニーてんかん）の臨床像に合致した．**妊娠可能女性であり，比較的高い血中濃度の VPA で発作抑制困難であったため，VPA を他剤に置換する試みから開始することとした**※1．

経過　本症例の当科初診当時はラモトリギン，レベチラセタム等の新薬は本邦未発売であったため，フェノバルビタール（PB）への置換を試みた．クロナゼパムを中止し PB を 90 mg 使用し，ミオクロニー発作はほぼ消失した．しかし VPA を漸減中止したところ，その 3 週間後に強直間代発作が出現した．そこで VPA 400 mg＋PB 60 mg の 2 剤で維持した．手指などのミオクロニー発作は散発したが，強直間代発作は抑制されて経過した．血中濃度は VPA 53〜61 μg/ml，PB 18.5〜18.7 μg/ml だった．脳波は明らかなてんかん性異常波を認めずに経過した．

X+5 年で結婚した．当面は子供を作らず介護の仕事を続けたい，という希望に添って，減薬は差し控え同処方を継続したが，徐々に仕事の負担が増え睡眠不足と疲労が強まり，X+6 年頃から「手が小さく震えて長時間おさまらず，大発作の一歩手前のような感じがすることがある」と訴えた．ミオクロニー発作の増悪と考え，VPA を 700 mg まで増量したが症状に効果がなく，脳波も正常だった．改めて臨床症状を詳しく検討したところ，ピクツキというより震えであり，断続的に長く続く傾向があり，解離性症状（心因性非てんかん性発作）であること[2]，職場の心身両面のストレスが悪影響を及ぼしていることが判明した．1 ヵ月の病気療養をとり，夜勤回数を減らす等の環境調整をして職場復帰とした．多少の手の震えはみられたが，仕事には支障なく経過した．X+7 年，そろそろ妊娠したいという希望が出たため，PB を漸減中止し VPA を単剤化し 200 mg とし，葉酸が低値だったため葉酸 1 mg を開始し，妊娠に go サインを出した．その後手指の小さなミオクロニー発作が散発する程度で安定して経過し，妊娠許可後 4 ヵ月で妊娠した．妊娠中の葉酸血中濃度は 19.6 ng/ml，VPA の血中濃度は 17〜23 μg/ml で，強直間代発作を認めず，無事自然分娩で健常児を出産し，母乳栄養を開始した．出産半年後に 5 年振りの強直間代発作が出現したため VPA を 300 mg に増量し，その後強直間代発作は抑制されて経過した．X+9 年から，日勤の短時間の介護の仕事を始めた．現在（X+10 年）も VPA 300 mg を服用継続中で，血中濃度は 41.3〜47.7 μg/ml，強直間代発作は消失しており，手指などの小さなミオクロニー発作が散発するのみで，解離性症状もみられず元気に生活している．

ここが着眼点！

※1 ▶ 妊娠可能女性の場合，VPA の使用はできるだけ避けたい[1]．VPA が必要不可決な症例に対しては，最近のエビデンスから，極力 500〜600 mg 以下で使用することが推奨されている[1]．

解 説　妊娠可能女性に対するVPA使用は極力少量で

　一般に特発性全般てんかんでは，妊娠を別とすればVPAが第一選択薬で，発作への有効性が高い．しかしVPAは，催奇形性の高さおよび児の認知機能発達への負の影響が，近年明らかにされている[1]．それを受けてアメリカFDAは2013年に，妊娠可能女性に対してはVPAは他の抗てんかん薬の治療がうまくいかないときに限って使用するべきである，という勧告を出した．翌2014年にはヨーロッパ当局から同内容の勧告が出た．したがって妊娠可能女性に対しては，差し迫った妊娠希望の有無にかかわらず，あらかじめVPA以外の薬物を試みておくべきである．

　本症例に薬物調整を行った当時と違い，現在は本邦でもラモトリギンやレベチラセタムなどの新規抗てんかん薬が使用できるようになり，薬物の選択肢が広がっている．しかしそれでも，VPA以外の薬では発作抑制が不良で，VPAが不可欠という症例が存在する．そうした症例にVPAを使用する場合は，VPAの催奇形性には明白な用量依存性があり1000 mg以上では著しく高いリスクがあるので，極力少量，具体的には500〜600 mg以下の使用にとどめることを目指すべきである[1]．

　本症例は，就労後にてんかん発作（ミオクロニー発作および稀発性の強直間代発作）が増悪した症例である．当科初診当時は，夜勤による寝不足と身体的疲労のため，多量のVPAを使用しても発作抑制が不十分で，しばらくVPA＋PBの2剤治療を要した．その後さらに，職場の心身のストレスから解離性障害（心因性非てんかん性発作：手が震える）を併発した．夜勤を減らすなどの環境調整によりストレスを減らすことで病状が軽快し，妊娠に際してはVPA少量・単剤化が可能となった症例である．

文　献

1) 加藤昌明：妊娠可能女性に対する抗てんかん薬の使い方．てんかん研究，33：116-125, 2015.
2) 伊藤ますみ：心因性非てんかん性発作（PNES）との鑑別法は？　てんかん診療のクリニカルクエスチョン200，改訂第2版（松浦雅人，原　恵子，編）．診断と治療社，東京，pp. 148-150, 2013.

（加藤昌明）

第X章・B　就労とてんかん

てんかん発作のみならず，家族の無理解のため就労困難であった症例

● 症例 52 ●
▶ 33歳男性，右利き
▶ 意識消失発作を繰り返す

既往歴　発作による外傷のため骨折数回

家族歴・生育歴　高校卒業後自動車専門学校を経て自動車整備工場に勤めたが26歳時退職．自営業の父親の手伝いをしていたが31歳時失職．

現病歴　20歳時てんかん発症．地元の病院（脳外科）で加療され，当初は夜間の自動症が主で仕事に支障をきたすことはなかった．25歳時工場で倒れ，整備の仕事は危険だと言われ，1年間同じ会社の事務に仕事の内容が変わった．しかし事務仕事中も発作になり業務に支障をきたすため26歳時退職となった．退職後実家の自営業の手伝いをするようになったが，31歳時東日本大震災で父親の会社は廃業に追い込まれ父親とともに仕事を失った．

父親は廃業後農業で生計は立てていたが，会社が廃業に追い込まれたうっぷんを患者に対してぶつけるようになり，酒が入ると患者に対して「死ね」とまで口にするようになった．好きだった自動車整備の仕事をやめ落ち込んでいた上に，父親に否定的なことばかり言われるため自暴自棄になり，腹部を刃物でさす・ガラスで手を切る・睡眠薬を過量服薬するなどの自傷行為がみられるようになった．脳外科医は抗うつ薬等の薬剤で対応を試みたが効果はなく，33歳時発作が抑制されないことに加え，精神症状のためA大学心身医療科紹介となった．紹介の時点で投与されていた薬剤はバルプロ酸（VPA）800 mg/日，レベチラセタム（LEV）2000 mg/日，イミプラミン50 mg/日，ブロチゾラム0.25 mg/日，アルプラゾラム0.8 mg/日で，自動症を伴う複雑部分発作（CPS）は週3回の頻度で起きていた．

紹介時診断　側頭葉てんかん，うつ状態

診察・検査所見　患者単独での受診で，左腕にガラスや包丁で傷つけた跡が無数みられた．自分で自分の発作を撮ってみたとビデオ（就寝前に終夜録画できるようセットして撮影）の画像を見せた．頭部MRIは所見なし．脳波では左前側頭・前頭に小棘波を認めた．

経過　脳波とビデオで見た発作症状からCPSを呈する側頭葉てんかんと診断し，カルバマゼピン（CBZ）を追加し800 mg/日まで増量し，VPA・LEVを漸減中止した．初診時週3回の頻度でみられたCPSは月1回まで減少したものの抑制されないため，クロバザム（CLB）を追加・増量したところ，CBZ 800 mg/日＋CLB 20 mg/日で発作は抑制された．

その一方で当初自傷行為はすさまじく，診察のたびに「ガソリン飲んだ」，「包丁で自分のおなかを刺した」と言うため，精神科入院も視野にいれるほどだった．しかし，家族が外来受診に同伴しないばかりか，本人が主治医に「死にたい」と電話してきた際，わきで笑い声を立てていた．イミプミン・ブロチゾラム・アルプラゾラムはCBZとの相互作用やてんかん発作の悪化の可能性，大量服薬の危険性を考慮して中止し，スルピリド200 mg/日を使用した．自傷行為の他に依存傾向も著明で，初診から1ヵ月近くの間主治医・外来看護師に，相談と称してたびたび電話をかけてきた．

自傷行為は父親に否定的なこと，すなわち「てんかんは治らない」「お前はてんかん持ちのばかだ」「お前は暴れる病気だ」「お前は何もできないだめなやつだ」等々しつこく言われた時に起きているため，家族間の問題に介入を試みたが実現できなかった．

家族の理解を得ることは困難と判断し，本人が自立できる方向を目指すことにした．<mark>ケースワーカーを通じて作業所通所・障害者手帳の交付・精神障害の障害年金取得を進めていった</mark>※1．家族は相談に乗ってくれず相談の窓口が閉ざされていた本人にとって，主治医の他にケースワーカー・作業所指導員に悩みを打ち明けることが可能になったことは大きな恩恵で，通院当初ひっきりなしに主治医に入っていた電話が，途中からケースワーカーに対象が変わり，次第に電話の回数も減り，自傷行為もなくなった．

障害年金が受給できるようになってから，家族と同居してはいても，自分の年金の範囲で生活できるようになったことは大きな自信につながった．ただ，一足飛びに就労して自立したいという気持ちが強すぎるため作業所の就労訓練の内容に不満を抱きやすく，患者の協調性のなさや自己評価の高さもあり，作業所に適応できず2年間で数ヵ所通所先が変わった．それでも作業所通所のかたわら簿記の資格を取得し，パソコン教室に通う等の自助努力もあり，障害者職業センターでの訓練を経て障害者枠での就労をめざすという段階までステップアップしてきた．

当初問題となっていた家族関係は，本人が自宅には寝に帰るだけの下宿人生活と割り切るようになってから接点がないため精神面に影響を与えなくなった．

ここが着眼点！

※1 ▶ てんかんの精神症状の治療には患者をとりまく環境調整も大事である．

解説　てんかんの治療にケースワーキングがきわめて重要

　本症例は自動車整備士として働くという確立された自我が，てんかんの発症と悪化により否定され，自信を喪失し，その結果うつ状態となった．そして父親が患者の人格・存在そのものを否定する発言を繰り返すため，うつ状態が悪化してしまった．脳外科医が抗うつ薬・抗不安薬・睡眠薬で精神症状の改善を試みたものの，まったく効果がないばかりか大量服薬の機会を与えるだけになっていた．父親の否定的発言から本人を切り離し家族以外の話し相手を作ったこと，作業所での就労訓練・障害者職業センターでの訓練で技能のみならず対人関係を訓練したこと，資格を取得し自信をつけたことが本症例の治療上重要であった．

　てんかん患者の中には，てんかんをとりまく心理社会的要因で精神症状が発現する場合がある[1]．本症例では父親の否定的発言を聞くたびにさまざまな自傷行為をしていたが，父親と切り離し，自我を取り戻してからは自傷行為がなくなった．家族により精神症状がみられていたといっても過言ではない．てんかん外科手術後うつ状態になる危険因子として家族関係を挙げる報告もある[2]．家庭内の問題は医療者が立ち入りにくい領域ではあるが，てんかんの治療上無視できない重要な領域である．てんかんの精神症状の治療には患者をとりまく環境調整も大事である．

文献

1) 管るみ子：てんかんの精神症状．てんかんテキスト，アクチュアル脳・神経疾患の臨床（辻　省次，総編集，宇川義一，専門編集）．中山書店，東京，pp.97-101，2012．
2) Wrench JM, Rayner G, Wilson SJ, et al.：Profiling the evolution of depression after epilepsy surgery. Epilepsia, 52：900-908, 2011.

（管るみ子）

MEMO

第X章・C　就労とてんかん

発作・記銘力低下があってもてんかんと向き合い，一般就労に結びついた症例

● 症例㊿ ●
- 24歳男性，右利き
- IQ 69
- 就労したい

既往歴　8歳時，右口角がピクつき一点を凝視する口部自動症が出現，発作後朦朧状態になり奇妙な行動が出現し，てんかんの治療開始となる．発作消失せず，15歳時に左側頭葉前半部切除術を受けたが，術後4ヵ月で再発．症状・頻度に変化なく17歳時に左側頭葉外側皮質追加切除術を受けた．しかし術後1ヵ月で口や手の自動症を伴う複雑部分発作が再発し，記銘力低下を訴えるようになった．

家族歴　母親のいとこがてんかん

現病歴　左側頭葉前半部切除術・外側皮質追加切除術後も発作が月10～15回程度出現し，発作コントロール不良であること，大学卒業に伴い障害者就労移行支援事業所Aへ通所予定であったため，地元での療養を目的として当センターへ紹介された．

診察・所見　初診時，母親と来院．手術による明らかな麻痺はなく，小柄で緊張感が強い．診断は側頭葉に起因する複雑部分発作で頻度は月10～15回．発作が止まらないことから「死にたい」と悲観的発言も認められた．

初診時脳波では左側頭葉で徐波が増加し，睡眠時脳波では左側頭葉から左前側頭部にかけて棘波，鋭波，棘徐波複合，鋭徐波複合が記録された．

WAIS-ⅢにてIQ69，作動記憶56と低く，左側頭葉切除術の影響から生活全般の能力を低下していることが窺えた．一方，大学卒業に伴い就労について障害者就業・生活支援センターBへ相談し，地域障害者職業センターで職業評価を受けた上で，障害者就労移行支援事業所Aで就労訓練を受けていた．

経過　薬物調整にて発作は月5回程度に減少した．障害者就労移行支援事業所Aへ週5日通所し，環境に慣れ始めると馴れ馴れしい言動が多くなり，対人関係の距離の取り方に課題が認められた．また，怠薬・飲酒により発作頻度が左右されていることが判明した．発作で意識を失うため，本人は現実問題としての病と向き合う姿勢にも欠けていた．

そこで，障害者就労移行支援事業所Aと当センターが現状を共有し，<u>発作時の対応方法を確認，本人へは双方から怠薬・飲酒による発作リスクについて助言した</u>．また就労訓練では，<u>適切なコミュニケーションの取り方，記銘力低下への対処方法を指導した</u>[※1]．

職場実習や日常的な言動の振り返りを繰り返し訓練し，着実に自信を深められるよう支援した．<u>就労に対する意思と動機が強まるに従い体調管理の必要性を自覚し始め，規則的な服薬，睡眠等基本的な生活リズムが獲得できるようになった</u>[※2]．結果，発作は睡眠時のみ週2回へ減少し，現在ではスーパーマーケットでの一般就労に結びついている．

ここが着眼点！

- ※1 ▶ 病による生活上の課題は「問題点」ではなく，「解決・改善への糸口」である．
- ※2 ▶ 病と向き合った本人の気づき，ストレングス，自信を支える．

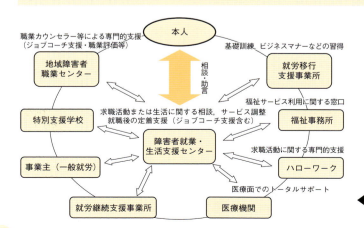

◀ **図1**　就労希望者が障害者就業・生活支援センターへ相談した場合の関係機関

解説　症状や生活上の課題を把握し就労サポートへ

　障害者就労移行支援事業所とは，一般就労を目指している障害のある方を対象に，働くために必要な知識と能力を高める訓練を行う場である．作業訓練に加え，言葉遣いや挨拶などの対人マナーも練習し能力の定着を図っている．図1に，就労希望者が障害者就業・生活支援センターへ相談した後に関わる諸機関を示した．これらの社会資源の効率的活用が必要である．

　当センター初診時，本症例は大学卒業を控え就労を希望しており，障害者就業・生活支援センターBの助言で，地域障害者職業センターにて職業評価を受け，障害者就労移行支援事業所Aへ通所していた．当初は緊張が強かったが，利用者やスタッフに慣れてくると，同年代のスタッフへ「呼び捨てで呼んでいい？」と話す等，コミュニケーションの取り方に課題が認められた．また就労希望を口にするが，具体的就労イメージが伴っていなかった．

　就労訓練が進むにつれ，記銘力の問題が露呈する．本人なりに対策としてメモを取ろうとするも，言われた内容を一字一句逃さず記入しようとし，結果的に要点を理解できず，さらに発言も的を絞れない状態だった．このため要点のまとめ方，メモの取り方，さらに復唱することを繰り返し練習した結果，指示内容の理解と遂行が徐々にできるようになった．職場実習では，緊張しながらも練習の成果を発揮できたことでさらに大きな自信を獲得できた．仕事に対するモチベーションが高まり「働きたい」という思いが確固たるものへと変化していった．

　一方，怠薬・飲酒による体調不良の課題もあった．体調不良が及ぼす仕事や生活への影響を確認した上で，就労訓練の一環として，発作頻度表と心のバロメーターチェックシート（疲れや緊張をどんな時に感じたのか，睡眠，服薬，飲酒状況等）を確認し，本人が体調と向き合う機会を設けた．それにより，飲酒・服薬・発作の関係や，緊張がほぐれた時に発作が起こりやすいことを把握し行動の工夫や，発作の予兆・体調不良を周囲へ伝えられるよう言語化することを練習した．

　その後訓練を経てスーパーマーケットへ入職し，入職後より障害者就業・生活支援センターBのジョブコーチが支援を引き継ぎ，本人と雇用主の間に立ち，本人へ就労サポートを3ヵ月，さらに1年間見守りを行った．またジョブコーチが，病の特徴や意識消失発作時の対応マニュアルを作成し雇用先の事業所内で共有してもらうことで，本人が安心して働ける職場環境が展開されている．

　現在1年7ヵ月間就労継続しており，発作は睡眠時の週2回程度に留まっている．

　以上のことから，まず支援を展開していく上で，病により山積する課題を「問題点」とみるのではなく「解決・改善へ向けての糸口」として捉える姿勢は大切である．その上で，てんかんとともに生活する人に対し，就労サポートのみならず，生活者として一人ひとりのニーズ把握を行い，心理社会的側面の課題に本人が向き合い，自身のストレングスを高め自信が持てるよう，医療と福祉双方が密に連携し，方向性や課題を共有しながら本人とともに目標へ向かっていける支援のネットワークの定着が求められる．

文　献

1) 厚生労働省障害者雇用対策課：特別支援学校，就労支援施設，地方自治体などの方へ(http://www.mhlw.go.jp/stf/seisakunitsuite/bunya/koyou_roudou/koyou/shougaishakoyou/shisaku/local/)．障害者の就労支援のためのメニュー一覧，障害者が就職・定着するまでの標準的な支援．

（宮﨑直子，大石智範）

第X章

就労とてんかん

まとめ

　てんかん発作が抑制されていると合併症，抗てんかん薬による副作用がない限り，服薬していること以外，病気のない人と変わりはない．つまり，てんかん治療は抗てんかん薬の副作用なく，発作を抑制することが目標となる．もちろんてんかんの原因となる病態があればその加療も必要である．

　職があるかないかはその人の自立の決定要因の一つとなる．一般就労可能な人と保護的環境下で可能な人，就労へ向けた訓練を受ける人，デイケアへ通う人など，その患者さんの能力に応じた対応がとられる．

　精神科ベースの病院ではPSW，臨床心理士などが中心となり，個別に能力の評価・対応が可能である．能力別にリハビリテーションのプランが作成されるが，「その患者が持てる機能を最大限に発揮させること」がリハビリテーションの目標である．この基本からするとすべての人にリハビリテーションが必要で，「この患者さんはリハビリテーションをしても効果がない」という考えは誤った認識である．たとえ，リハビリテーションをしても再定住，就労（再就職）できる見込みがなくても（効果が上がらないように思えても），何もしなければ一層悪化する可能性があるからである．

　最近は就労に対しても，種々のサポートシステムが稼動している．しかし，ハローワークの担当者によっては「てんかんは就労できない」と誤解している場合があり，医療関係者はこれらの人たちへ啓蒙する必要がある．各地域でこのような問題が生じている場合，てんかん学会，てんかん協会，主治医，就労関係の担当者に相談すべきである．就労を含めて，種々の問題点は気楽に，専門家との相談を考えるべきである．

〈兼子　直〉

てんかんの患者さんにどのようなサポートを提供できるか

てんかんは慢性の経過をたどる疾患であり、治療期間が長期にわたる。そのためてんかん患者は医療費の支払い、生活費の確保、就労などを含め日常生活全体に大きな影響を受ける。

このような疾患に伴う多種の不安や生活をサポートできる制度があり、以下にその代表的なものについて示す。

◆ 医療費のサポート ◆

● 自立支援医療（精神通院医療）

てんかんを含む精神疾患で、継続して通院する必要のある方に、通院医療費の自己負担額を軽減する制度である。治療により症状が落ち着いていても、症状安定を図るために通院継続の必要性があればこの制度の対象になりうる。

通院にかかる医療費（診察、薬、検査、訪問看護、デイケアなど）の自己負担額が1割になり、さらに所得に応じて1ヵ月あたりの医療費の上限額が定められている。

この制度は、都道府県または指定都市が指定した指定医療機関（病院・クリニック、薬局など）で利用できる。また精神科に限らず、指定を受けていれば小児科、脳神経外科などでも利用可能であり、対象者は申請時に原則1ヵ所の医療機関と薬局を登録して利用することができる。申請に際し、主治医の診断書が必要になるが、これは指定医療機関でてんかん医療に従事する医師であれば作成可能である。

申請は市区町村の担当窓口で、有効期限は1年間であり、1年毎の更新手続きが必要である（診断書は2年に1回の提出）。

● 小児慢性特定疾患治療研究事業

小児疾患の治療方法の確立と普及、患者家族の医療費負担軽減のため、医療費の自己負担額を一部補助する制度である。対象は国が定める704疾患で、West症候群や乳児重症ミオクロニーてんかんなどの18歳未満（継続治療の必要性が認められれば20歳未満）の児童である。申請は住所地の市区町村の担当窓口である。

● 重度心身障害者（児）医療費助成制度

心身に重度の障害がある方とその家族の経済的負担を軽減するために、医療費の自己負担額を軽減する制度で、自治体ごとに対象者が異なるが、身体障害者手帳、療育手帳、精神障害者保健福祉手帳を所持し、重度判定を受けている方が対象になる。

入院・通院にかかる保険適用の医療費の全額または一部が助成となり、申請は住所地の市区町村の担当窓口である。

◆ 生活費のサポート ◆

● 障害年金

病気や怪我などにより日常生活に困難が生じている方が受給できる年金である。対象者は原則20歳以上65歳未満であり、初診日（治療開始日）から1年6ヵ月以上経過していること、初診日に公的年金に加入していること（20歳未満に初診日がある場合は不問）、初診日以前の一定期間に保険料を納付していること（20歳以降が初診日の方）、障害程度が一定基準以上の状態（表1）であることが要件として挙げられる。

障害年金には障害基礎年金、障害厚生年金、障害共済年金があり、初診日にどの年金に加入していたかによって支給される種類が異なり、さらに障害厚生年金や障害共済年金は年金加入期間にもらっていた給与額により受給できる年金額は変わる。参考までに、平成27年度の障害基礎年金1級は975,000円/年、2級は780,100円/年となっている。

▼ **表1** 障害認定基準

障害の程度	障害の状態
1級	十分な治療にかかわらず，てんかん性発作のAまたはBが月に1回以上あり，かつ，常時の介護が必要なもの．
2級	十分な治療にかかわらず，てんかん性発作のAまたはBが年に2回以上，もしくは，CまたはDが月に1回以上あり，かつ，日常生活が著しい制限を受けるもの．
3級	十分な治療にかかわらず，てんかん性発作のAまたはBが年に2回未満，もしくは，CまたはDが月に1回未満あり，かつ，労働が制限を受けるもの．

(注1) 発作のタイプは以下の通り
・A：意識障害を呈し，状況にそぐわない行為を示す発作
・B：意識障害の有無を問わず，転倒する発作
・C：意識を失い，行為が途絶するが，倒れない発作
・D：意識障害はないが，随意運動が失われる発作

申請は年金事務所，市区町村の担当窓口である．

診断書（精神の障害用）は原則，精神保健指定医または精神科を標榜する医師が作成することになっているが，てんかんや高次脳機能障害など，診療科が小児科・脳神経外科・神経内科など多岐に分かれている疾患については，精神・神経障害の診断または治療に従事している医師でも記入可能である．

● **生活保護**

資産や能力等すべてを活用してもなお生活に困窮する方に対し，困窮の程度に応じて必要な保護を行い，健康で文化的な最低限度の生活を保障し，その自立を助長する制度である．申請・相談は原則住所地の生活保護担当窓口である．

◆ **暮らしと社会生活のサポート** ◆

● **障害者手帳**

障害者手帳には，身体障害者手帳，療育手帳，精神障害者保健福祉手帳の3種類があり，それぞれの手帳で受けられるサービス内容が異なる．

精神障害者保健福祉手帳は，てんかんを含む何らかの精神疾患があり，長期にわたって日常生活や社会生活に制約がある方が対象となる．初診日より6ヵ月以上経過していれば申請可能で，障害の度合いにより1～3級の等級に分けられる．

サービス内容としては，障害福祉サービスの利用，税制上の優遇措置，携帯電話の基本使用料等の割引，公共交通機関の割引などがあり，等級によって利用可能なサービスが異なる．

申請は市区町村の担当窓口である．

● **障害者総合支援法**

この法律では障害児・者が基本的人権を享有する個人としての尊厳にふさわしい日常生活または社会生活を営めるよう，地域生活支援事業による支援を含めた総合的な支援を行うことを目的としている．身体障害者，知的障害者，精神障害者（てんかん・発達障害を含む）に加え，難病（平成27年7月時点で332疾患が対象）をもつ方を対象としている．

この法律は「自立支援給付」と「地域生活支援事業」で構成されており，勘案すべき事項（障害種類や程度，居住状況，介護者など）およびサービス等利用計画案を踏まえ，個々に支給決定が行われる「障害福祉サービス」「地域相談支援」と，市町村により各利用者の状況に応じて柔軟なサービスを提供する「地域生活支援事業」に大別される．障害福祉サービスに係る「自立支援給付」には，介護支援を受ける場合の「介護給付」，訓練等の支援を受ける場合の「訓練等給付」があり，以下に示す**表2**のようなサービスの種類がある．

表2　福祉サービスに係る自立支援給付の体系

介護給付	居宅介護(ホームヘルプ)	自宅で，入浴，排せつ，食事の介護等を行う
	重度訪問介護	重度の肢体不自由者で常に介護を必要とする人(平成26年4月から対象者を重度の知的障害者・精神障害者に拡大する予定)に，自宅で，入浴，排せつ，食事の介護，外出時における移動支援などを総合的に行う
	同行援護	視覚障害により，移動に著しい困難を有する人に，移動に必要な情報の提供(代筆・代読を含む)，移動の援護等の外出支援を行う
	行動援護	自己判断能力が制限されている人が行動するときに，危険を回避するために必要な支援，外出支援を行う
	重度障害者等包括支援	介護の必要性がとても高い人に，居宅介護等複数のサービスを包括的に行う
	短期入所(ショートステイ)	自宅で介護する人が病気の場合などに，短期間，夜間も含め施設等で，入浴，排せつ，食事の介護等を行う
	療養介護	医療と常時介護を必要とする人に，医療機関で機能訓練，療養上の管理，看護，介護および日常生活の世話を行う
	生活介護	常に介護を必要とする人に，昼間，入浴，排せつ，食事の介護等を行うとともに，創作的活動または生産活動の機会を提供する
	障害者支援施設での夜間ケア等(施設入所支援)	施設に入所する人に，夜間や休日，入浴，排せつ，食事の介護等を行う
訓練等給付	自立訓練(機能訓練・生活訓練)	自立した日常生活または社会生活ができるよう，一定期間，身体機能または生活能力の向上のために必要な訓練を行う
	就労移行支援	一般企業等への就労を希望する人に，一定期間，就労に必要な知識および能力の向上のために必要な訓練を行う
	就労継続支援(A型＝雇用型，B型＝非雇用型)	一般企業等での就労が困難な人に，働く場を提供するとともに，知識および能力の向上のために必要な訓練を行う
	共同生活援助(グループホーム)	共同生活を行う住居で相談や日常生活上の援助を行う．また入浴，排泄，食事の介護等の必要性が認定されている方へは介護サービスも提供．さらにグループホームを退所し，一般住宅等への移行を目指す人のためにサテライト型住居がある．

(全国社会福祉協議会：障害福祉サービスの利用について(平成27年4月版)を参考に作成)

文　献

1) 渡辺裕貴：てんかんのある人が利用できる福祉制度3つのサポート，2015．
2) 全国社会福祉協議会：障害福祉サービスの利用について(平成27年4月版)．
3) 厚生労働省：サービスの体系．(http://www.mhlw.go.jp/bunya/shougaihoken/service/taikei.html)．

〔宮﨑直子〕

第XI章
注意を要するてんかん

第XI章・A　注意を要するてんかん

副作用が出やすく，ごく微量からの処方が効果的だった症例

● **症例54** ●
▶ 41歳（当科初診時）女性，右利き
▶ 薬の副作用が出やすく，合う薬がなかなかなくて，てんかん発作が減らない

家族歴　特記すべきことなし

既往歴　30歳代，家庭のストレスから希死念慮，不穏，隠れた飲酒などで精神科に1ヵ月入院し，1年ほどカウンセリングに通った．

性格　真面目，責任感が強く，完璧主義でストレスをためやすい．

現病歴　X−3年，全身けいれんが出現しA病院に入院した．てんかんの診断でカルバマゼピン，ついでゾニサミドを服用したが，めまい，しびれ，だるさ，むくみ等の副作用のため中止した．ついでバルプロ酸（VPA）を服用したが，全身けいれんが年単位で続いた．アイロンをかけていて意識消失しやけどするというエピソードもあった．このためX年にてんかん外科治療検討目的でB病院に検査入院したが，てんかん焦点を絞り切れず外科治療は見送られ，退院後はB病院に通院した．フェニトイン（PHT）が開始され250mgで血中濃度19.5μg/mlで，ふらつき，吐き気がひどく抑うつ気分，希死念慮も出現して治療に難渋し，B病院からの紹介でX年に当科を初診した．初診時はPHTを自己判断で中止していた．

初診時所見　夫とともに来院．❶睡眠中の全身けいれん（年数回），❷前兆なく意識消失し，動作停止し目が虚ろになる，10〜20秒で終了し，発作後の自覚なし（週〜日単位），❸夜中に起き出して食事の支度をしたりするが，自分ではまったく記憶がない（週単位），といった症状がみられていた．症状内容から，❶❷はてんかん発作と考えた．脳波はてんかん性異常波を認めなかった．

症候性局在関連てんかんで，複雑部分発作が週〜日単位，二次性全般化発作が年単位で出現していた．てんかん発症前から精神症状が存在し，初診当時も家庭内ストレスによる精神不穏がみられていた．<u>本人・家族とも精神症状とてんかん発作の区別があいまいで，そのため家族はてんかん発作に支持的・保護的に対応することができず，それが一段と本人のストレスを増やしている印象だった</u>※1．そこで本人・家族に，精神症状とは別にてんかん発作があり，これは薬物治療の効果が期待できることをよく説明した．

これまで使用された抗てんかん薬はいずれも副作用が強く出て使えなかったため，これまで未使用の抗てんかん薬を超微量から使用することとした．<u>副作用が出たら相談して調整を繰り返しながら，合う薬を探していくことを説明し</u>※2，本人・家族の理解を得た．

経過　まずクロバザムを3mgから開始したが4日後に電話で尿閉の連絡があり中止を指示した．ついで過去に少し良かったというVPAを200mgから開始し400mgで維持したが，複雑部分発作が月〜週単位で経過した．てんかんセンターに入院し薬物調整することを提案したが，入院には消極的だった．VPAを600mgに増量し，発作はやや減少したが，たまに複雑部分発作で転倒して怪我をすることもあった．

X+1年からVPAに追加する形でラモトリギン（LTG）を5mgから開始し，非常にゆっくりと漸増し，約1年後に50mgとしたところ，それ以後発作が完全消失した．その後VPAを半年かけて漸減・抜去し，LTG単剤とした．LTGの血中濃度は5.90μg/mlだった．X+3年，順調なためLTGを40mgに減量し，X+4年から30mgとした．LTGの血中濃度は3.65〜5.33μg/mlで，その後も発作なく脳波も正常で経過した．X+5年からLTG 25mgとしたが，半年後に複雑部分発作が約4年振りに出現したため，LTGを35mgとし，以後発作なく現在に至る．なおX+1年頃までは家庭内のストレスから隠れた飲酒，情動興奮，希死念慮などのさまざまな症状がみられたが，X+2年頃から家庭内の人間関係がある程度改善され，近年は精神的にも比較的落ち着いている．

🔍 ここが着眼点！

※1 ▶ 精神疾患とてんかんの併存が本人・家族によく理解されていないことは多い．正しく理解させ，それぞれの対応法を教育することが重要である．

※2 ▶ ときに患者は，「ともかくよい薬を出して発作を止めてください」と医者任せの態度をとることがある．よい処方は，医師と患者が共同して試行錯誤で築いていく，ということを理解してもらうことが重要である[1]．

解　説　　ごく少量でも副作用が出ることがあるので，患者に合わせた用量調節を

　各種精神疾患・精神症状はてんかんの鑑別診断の重要なひとつであるが，一方でてんかん患者には高率に精神疾患・精神症状を併存することも重要である．本症例の場合は，てんかん診断と精神症状の両者とも明白であり，医療者にとってはてんかんと精神症状の区別は容易であった．しかし家族と本人にとってはその区別が困難で，葛藤関係の中で精神症状への対応に疲弊した家族がてんかん発作に対して否定的・拒絶的な態度をとりがちになり，それが一層精神症状の悪化をもたらし，そのため本人の家族内での居心地がさらに悪くなるという悪循環があった．加えて本例では，抗てんかん薬が微量でも比較的濃度が上がり，さまざまな副作用を呈しやすく，ともすれば心気的傾向・神経過敏と誤解されてしまい，薬物調整に非常な困難を伴った．

　当科受診前に使用していたPHTは，肝臓での代謝能力に上限があるため，用量―血中濃度が非線形で，血中濃度がおおよそ15μg/mlを超えるあたりから血中濃度の上昇が急激になることが特徴だが，どのくらいの用量から急上昇するかは個人差が大きい[2]．本症例では250 mgでの血中濃度が19.5μg/mlでいわゆる有効血中濃度の範囲の上限域に近く，かつふらつき，吐き気，抑うつなどの副作用がみられていた．

　そこでLTGは，5 mgから開始し約1年かけて50 mgに増量という，極めてゆっくりした増量スケジュールをとったが，50 mgでの血中濃度が5.90μg/mlと，用量に比してかなり高値であった．もしも通常のプロトコールに従って25 mg隔日から開始していたら，おそらく何らかの副作用が生じて服用継続できなかった可能性が高い．新規抗てんかん薬では血中濃度の測定が省略される場合が多いが，LTGは血中濃度の個体差が比較的大きく，高濃度だとふらつき，めまいなどの副作用が出やすいので，血中濃度を測定する意義は大きい．

　もともと精神症状を持つ患者が薬物少量投与で副作用を訴えた場合，ともすれば心気的あるいは神経過敏など精神症状のせいにされてしまう可能性があるが，本症例のように，用量に比し高血中濃度を呈しやすい体質の場合があることに注意すべきである．忍容性を保つためには，通常の増量プロトコールに機械的に従うのでなく，症例に応じて柔軟に対応し，非常にゆっくりとした漸増スケジュールが必要な場合がある．

文　献

1) 加藤昌明：精神科外来でのてんかん治療．精神科治療学，18：15-21，2003．
2) 加藤昌明：Phenytoin．精神科治療学，30：1073-1077，2015．

（加藤昌明）

長期内服加療のみ行われていたが，右海馬硬化が確認され外科手術により発作が消失した症例

症例(55)

- 46歳（当院初診時）男性，生来右利き
- 意識が減損し，ぼーっとして一点を凝視し，口をもぐもぐさせる
- 右手を無意識に動かしながら「暑い，暑い」と訴える
- 発作の持続は約1～2分．発作終了後に錯乱・興奮状態が10～15分程度続く

既往歴 2歳時，熱性けいれん

教育・職業歴 大学卒，建設会社に勤務していたが発作が原因で退職．初診時の仕事は，ゴミ収集作業．

現病歴 29歳時より，ぼーっとして動きが止まり，口をもぐもぐさせる発作（複雑部分発作）が出現．A病院にててんかんと診断され抗てんかん薬を内服開始した．その後，複数の抗てんかん薬を使用しても発作がコントロールされず．35歳時には運転中の複雑部分発作により交通事故を起こした．ここ最近は，カルバマゼピン1000 mg/日，バルプロ酸1200 mg/日，ガバペンチン2400 mg/日，トピラマート100 mg/日を内服中にもかかわらず，月に1～2回の複雑部分発作，年に2～3回の二次性全般発作が継続していた．46歳時，新聞記事でてんかんに対して外科的治療という方法があることを初めて知った．本人が，かかりつけのB病院に対して当院に紹介状を書くよう依頼し，当院に紹介された．

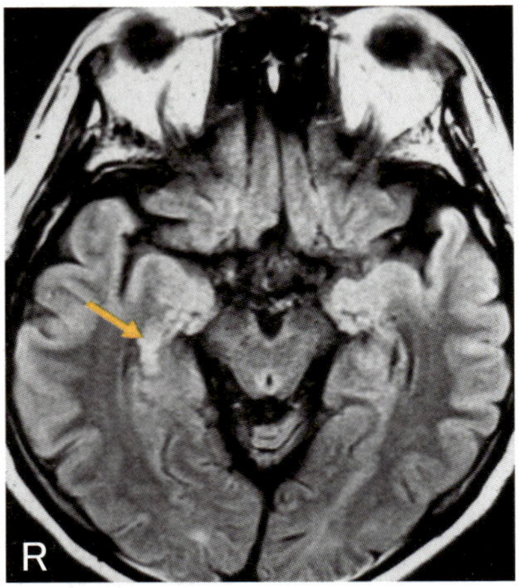

▲ **図1**　症例(55)の術前MRI，FLAIR画像
右海馬は萎縮し，高信号を示している．

初診時所見および検査所見

意識清明で明らかな神経脱落症状を認めない．神経心理テストの結果，言語性IQの低下（WAIS-R：言語性IQ：78，動作性IQ：100），記憶力低下（WMS-R：言語性記憶：78，視覚性記憶：89）を認めた．MRIにて右海馬は萎縮しFLAIRにて高信号を示していた（図1）．FDG-PETにて右海馬を含む側頭葉内側部に糖代謝低下領域を認めた．2日間のビデオ脳波モニタリングを行い，2回の発作を確認した．発作時の症状として，睡眠中に開眼し，ぼーっとして一点を凝視，口部自動症を示した．続いて，右手の自動症を示しながら，「暑い，暑い」と訴えていた．発作は約1分で消失したが，発作後に錯乱状態となり，電極を自己抜去した．発作時脳波では右前～中側頭部および側頭底部に6～7 Hz律動性θ波が認められ，これが振幅を増しながら両側側頭部に広がっていた．発作間欠期脳波では，右前～中側頭部および側頭底部に棘徐波が頻発，左前～中側頭部および側頭底部にも頻度は劣るが棘徐波が独立性にみられた．以上の結果から，右内側側頭葉てんかんと診断した．

治療経過 初診から3ヵ月後，右側頭葉前方切除および海馬・扁桃体切除術を行った．摘出組織の病理診断結果は，海馬硬化症であった．術後，神経脱落症状なく発作も抑制され経過良好である．現在，術後6年経過するが，抗てんかん薬を自己中断した時に1度だけ複雑部分発作を認めた以外に発作は起こっていない．仕事・私生活ともに順調であり，結婚することもできた．本人は，「**もっと早く手術という方法があることを知りたかった．手術に至るまでの10数年を返してほしい**※1」と心境を述べておられる．

ここが着眼点！

※1▶ 内側側頭葉てんかんの典型的な発作症状は「1～2分の，ぼーっとする発作」であり非発作時は日常生活に制約はないが，車の運転や仕事などに制約がありQOLが障害される．内側側頭葉てんかんでは外科治療の成績が良好であるため，適切な時期に外科手術適応評価を受けるべきである．

88002-764 JCOPY

解　説　　内側側頭葉てんかん→適切な時期に外科治療適応評価を

　内側側頭葉てんかんは辺縁系である海馬・扁桃体を首座として起始するてんかんで発作型や治療成績に関して新皮質てんかんと一線を画し，独立したてんかん症候群と考えられている．運動停止・凝視，口部自動症，焦点と反対側上肢のジストニー肢位，複雑な運動自動症などを伴う複雑部分発作が中核症状である．問診では「ぼーっとして動きが止まる発作」と表現されることが多い．発作がない時は通常の日常生活ができるが，たとえ抗てんかん薬内服にて発作が月に1回程度に抑えられていたとしても，車の運転ができない，仕事を解雇される，など患者のQOLは著しく障害される．

　内側側頭葉てんかんに対する無作為比較対象試験において，1年後の発作消失率は，薬物治療では8％，外科治療では58％であり有意に高く，治療後のQOLスコアも外科治療が有意に優れていたことが示されている[1]．てんかん治療ガイドライン2010には，内側側頭葉てんかんの外科適応例における外科治療は薬物治療より有意に優れていることが明記されている[2]．特に，海馬硬化症を伴う内側側頭葉てんかんでは外科治療の成績が良く60～80％の発作抑制が期待でき，術後に社会参加の機会を与えられる大きな可能性がある[3]．よって，複数の抗てんかん薬使用にても発作が2年以上抑制されない場合に外科治療の適応を考慮すべきである[2]．また，てんかん発症から10年以上経過した症例では，早期に手術した症例と比較して術後成績が低下することも示されており[4]，適切な時期に手術適応評価を行うことが重要である．

　現状では医療者間においてもてんかん外科手術の認知度が高いとはいえず，本症例のように手術適応がありながら外科治療を治療の選択肢として示されることなく過ごしている患者が少なくないと考える．複雑部分発作が複数の抗てんかん薬にて2年以上抑制されず，さらにMRIにて海馬萎縮が存在するような症例においては，時期を逸することなく外科治療適応評価ができる施設に相談すべきであろう．

文　献

1) Wiebe S, Blume WT, Gilvin JP, et al.：A randomized controlled trial of surgery for temporal lobe epilepsy. N Engl J Med, 345：311-318, 2001.
2) てんかん治療ガイドライン作成委員会，編：てんかん治療ガイドライン2010．医学書院，東京，p.86, 92, 93, 2010.
3) 渡辺英寿，日本てんかん学会ガイドライン作成委員会：内側側頭葉てんかんの診断と手術適応に関するガイドライン．てんかん研究，27：412-416, 2010.
4) Jayalakshmi S, Vooturi S, Vadapalli R, et al.：Outcome of surgery for temporal lobe epilepsy in adult-A cohort study. Int J Surg(In press).

（香川幸太，飯田幸治）

第XI章・C　注意を要するてんかん

高校受験期に複雑部分発作が頻発していたが，数年後に脳波正常となった症例

● 症例㊽ ●
- 15歳（著者初診時），右利き
- 吐気とともに気持ちが悪くなり，脱力感とともに1～2分意識が遠くなる発作が頻発

家族歴　両親，1歳年下の弟ともに健康である．

現病歴　14歳時，1回気持ちが悪くなり，フーとした感じになり，母親から「大丈夫？」と声をかけられたことがあった．近医の内科を受診し異常なしと告げられた．**15歳時，高校受験の前年，10月頃より，吐気，気分が悪くなり，脱力感とともに1～2分意識が遠くなる発作が連日出現した**※1．時には1日に数回発作が多発することもあり，当科を紹介され初診となった．

診察・検査所見　神経学的検査で異常所見なし．**平均電位基準法による脳波記録で，左側頭前・中部に棘波が徐波を伴い，反復出現した**（図1）※2．Magnetic resonance imaging（MRI）は，水平断，冠状断で，萎縮，硬化所見は認められなかった．

経過　複雑部分発作が頻発したことと，平均電位基準法の脳波所見で，左側頭前・中部に棘波が徐波を伴い反復出現し，側頭葉てんかんと診断された．MRI水平断，冠状断で左右差なく，フレアーで海馬硬化所見は認められなかった．カルバマゼピン600 mgより投与開始し，フェニトイン200 mgまで追加し，数ヵ月で発作は完全に消失した．その後も通院は続け，高校受験終了後にフェニトインより減薬，高校合格後に脳波記録し，正常所見を示したため投薬中止した（図2）．その後の5年間発作は確認されなかった．

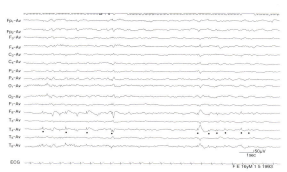

▲ 図1　発作多発時の反復性側頭葉部棘波

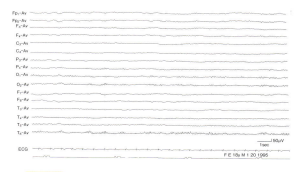

▲ 図2　発作消失後の正常脳波

🔍 ここが着眼点！

※1▶ 高校受験期に頻発した発作と，精神的ストレスとの関連性は？　思春期に発症し，良好な経過を示すてんかんの特徴は？　Benign epilepsy of children with centrotemporal spikes（BECTS）との鑑別診断は？
※2▶ 側頭棘波が，反復し頻発しても難治症例とは限らない．経過良好例により難治症例を考える視点も必要．

● 解　説 ●　反復性棘波群を示した側頭葉てんかん―ストレスと発作との関係は？

側頭葉てんかんの反復性棘波群は，発作時にも観察されることもあり，発作間欠期双方に出現するので，てんかん発作出現と近い関連があると考えられる．したがって棘波が反復出現する側頭葉てんかんでは，記録時近縁では，日単位，週単位，月単位の発作頻度が，圧倒的多数である．

本症例は，連日発作が出現していたが，抗てんかん薬により完全に発作が抑制された．

一般に，観察期間1～5年で，てんかん発作の完全抑制は22～58%といわれており[1]，側頭葉てん

かんの38％は発作が消失すると報告されている[2]．

　反復性棘波群を示した自験例の側頭葉てんかん72例のうち，発作消失例は39％であった．結果は前記報告例のものと同様であることを示している．さらに，自験例の完全抑制は8.4％，5年以上の発作消失例は30.6％，10年以上の発作消失例は23.6％であった．いずれも抗てんかん薬によく反応し，効果的に作用した症例（39％）である．

　側頭葉てんかん2年目の1年間無発作例の89％は発作の完全抑制が可能である[3]ともいわれ1年間の無発作は治療の方向性に重要な意味をもつ．本例は発作完全抑制の8.4％のうちの1例である．

　単極導出法で記録されることの多い，矩形波や鋸歯状波を含む反復性棘波群を示した側頭葉てんかん72例のうち，44例（61％）は内側型の特定症状群で，海馬萎縮・硬化所見を認め，投薬に反応せず，数10年に渡り月に1～数回の複雑部分発作が出現する難治症例である．月に1回以上の発作例は，最終観察時には全例が発作抑制困難例との報告がある[3]．このような内側型側頭葉てんかんは，外科的治療によって，発作完全抑制か，発作減少が可能であるが，外科治療を薦められて，実施に至る例は約半数と思われる．明らかな海馬萎縮例でも，約半数は外科治療を拒絶する．

　本症例が，高校受験の精神的ストレス期に，発作が多発していたことにより，てんかん発作がストレスにより誘発・促進されたかどうか検討する意味がある．受験期にのみ発作が集中し，合格後，発作消失例の報告では棘・徐波複合との関連性が指摘されている．特に，学校での試験中にけいれん発作を生じた症例も報告されている[4]．

　また，小児期の5歳未満では発熱・感染等の身体因の誘発が多く，加齢とともにストレス等の精神的誘発因子が10～15歳頃優位となり，誘発因の年齢差の存在もあるといわれている[5]．しかし，ストレスと異常波出現の関連について実証研究は少ないため，考察しにくいテーマでもある．

　本症例の良好な経過の要因として，内側型側頭葉てんかんの平均電位基準法では[6]，側頭前部の棘波の振幅が1番高く，側頭中部の棘波の高さは2番目であるが，本例では，側頭前部と中部の棘波の高さが同位か，ややもすると中部が高い時もあり，難治性のタイプと異なっていると考えられる．また，MRIで海馬の萎縮が冠状断でみられなかったことも幸いであったと思われる．本症例の異常脳波の出現消失はBECTSの異常波の経過と類似しているとも考察される．

　ここでは反復性棘波群を示した側頭葉てんかんについて主に解説をしたが，他に発作間欠期に，単発性棘波，局在性徐波，局在性棘・徐波，棘・徐波複合を示した症例は除外してある．反復性棘波群を示した症例はデータの統計の信頼性が高く，単発性棘波を示し，海馬萎縮を認めた症例の自験例は比較的少数でまとまりがなくバラつきが多いことも除外した理由の1つであり，また別の機会に検討してみたい．

文　献

1) 久郷敏明：第2節てんかんの治療予後．てんかん学の臨床．星和書店，東京，pp.190-209，1998．
2) Pazzaglia P, D'Alessandro R, Lozito A, et al.: Classification of partial epilepsies according to symptomatology of seizures: Practical value and prognostic implications. Epilepsia, 23: 343-350, 1982.
3) 福島　裕，和田一丸，斎藤文男，ほか：側頭葉てんかんの予後予測に関する研究―多施設共同研究．てんかん研究，11：131-137，1993．
4) 北川達也，下田又李雄：狭義てんかん患者における発作誘発因子の臨床的，脳波学的検討．精神医学，18：985-992，1976．
5) 小西　徹，長沼賢寛，本郷和久，ほか：小児期発症のてんかんにおける発作誘発因子の検討．脳と発達，24：238-243，1992．
6) Oana Y, Yosihama J, Tsubaki M, et al.: Dipole in scalp EEG of temporal lobe epilepsies with hippocampal atrophy. The Hippocampus: Functions and Clinical Relevance (ed Kato N). Elsevier, Tokyo, pp.201-204, 1996.

〈小穴康功〉

第XI章・D　注意を要するてんかん

脳外科手術が施行され，発作を怖れる家族の過保護養育環境から解放された1例

症例 57
- 18歳（当院初診時）女性，右利き
- 「あれ？」という感じで頭がぼんやりする
- 前胸部にムカムカする感じ，上腹部を上行する吐き気
- 意識喪失
- 左上肢屈曲強直姿勢のまま左にゆっくり倒れる

既往歴・家族歴　特記事項なし

現病歴　眼球の偏位を認め，1歳半のとき38℃の発熱で全身強直けいれん1時間続いたというがけいれんに左右差はなかった※1．それ以来有熱・無熱時にかかわらず全身強直間代発作（GTC）が月に2～3回反復したが対症療法だけで抗てんかん薬の服薬なし．その後2歳時と7歳時に脳波検査を行ったが異常なく，「てんかん」は否定され与薬なし．7歳時には左上肢けいれん発作も発現していたが「非てんかん」と診断されている．10歳時の脳波検査で初めて「てんかんの疑い」となり抗てんかん薬を開始したが発作頻度は不変のままであった．14歳頃からは「吐きそうな感じ」の前兆に続く意識減損，左上肢強直し胸の前で曲げる，左前方にゆっくりと倒れる発作で1～2分続く複雑部分発作となり難治性に経過した．16歳時にCT-Scan，17歳時にMRIを施行したがいずれも異常はみられなかった．

学校生活は自宅と学校を往復するのみでクラブ活動は家族の忠告で中止，友人との交流も禁止で終業とともに自宅に直行する生活を余儀なくされた．18歳に卒業したが「てんかん発作」のために就職も進学も断念させられた．この間に使用された抗てんかん薬はフェニトイン，ゾニサミド，クロナゼパン，ニトラゼパン，ジアゼパン，バルプロ酸であった．

初診時所見　脳波所見では右中側頭部に鋭・徐波複合が亜律動性に群波形成，睡眠賦活で増悪，MRIで右側頭葉の萎縮を認めている．

「笑う」と軽微であるが左鼻唇溝が非対称性に浅く，右口角が右につりあがる特徴がある．

経過　フェニトイン，ゾニサミド，カルバマゼピン，バルプロ酸などの抗てんかん薬を併用して治療を試みたがGTCはないものの「上行する吐き気」，「前胸部のムカムカする感じ」，「頭がぼーっとしてわからなくなる」，「左上肢けいれん」などの単純・複雑部分発作は抑制されず月に2～3回と反復してみられていた．

当院受診後3年目の22歳時に「てんかんセンター」への紹介を決断した．「脳を手術する」ことに驚嘆した家族・患者に対しては，手術の安全性とその最大の効果を資料供覧して説明し，センターでは発作の全容をビデオ検索で確認できること，同時に発作時脳波を克明に記録し病気の始まる場所が明確に決定できること，手術のあとは社会復帰訓練リハビリテーションで社会復帰への糸口を発見する可能性があることを説明した．これらの説明で脳神経外科医の診察を受ける納得が得られた．その後は「てんかんセンター」での所定の手順に従って，紹介から2年目の23歳の時に手術が施行された．標準右前側頭葉切除を行い摘出標本の所見は典型的なアンモン角硬化であった※2．術後発作は完全に消失し心理検査でも知能と記憶力ともに術前より改善をみた．脳波ではスパイク放電が右中側頭部を主体に前頭極部，前頭部に残存して睡眠賦活で増加するため，1年に1回のセンターでの経過追跡を2年間続けた．術後に視野検査で左上4分の1の視野欠損が発現したが日常生活に支障はない．その後はカルバマゼピン400 mgとゾニサミド200 mgで発作なく経過して26歳からはカルバマゼピン400 mg単剤となった．

24歳でパートタイマーでクリーニング店に就職し，27歳で自動車運転免許資格取得，33歳に結婚し34歳で挙子（健常児）を得て現在に至る．妊娠中の第9週で葉酸測定したところ正常値であることを確認しカルバマゼピンを300 mgに減量する配慮をした．

現在はカルバマゼピン400 mgとクロバザム20 mgで発作皆無が続いている．患者にとり「てんかんセンター」での入院生活は，親元を離れ同年代の人々と共同生活する機会となり，自分の意思の赴くままに存分に振る舞う生活が体験できた．それは「拘束から解放された快適な生活であり生きる喜び」を獲得した貴重な出来事であったと述べている．

> **ここが着眼点！**
>
> ※1▶ 複雑型熱性けいれん：熱性けいれんは39℃前後の発熱で生後6ヵ月から4歳頃までに1回の発熱に1回起こり，全身けいれんの持続は通常1分以内で終わるとされている．一方，持続が15〜20分以上，焦点性症状を持ち，24時間以内に反復することがあれば「複雑型熱性けいれん」として先の「単純型熱性けいれん」と区別しなければならない．発熱で誘発された「てんかん」や何らかの脳症が背景にあることがあり慎重に診断する必要があるとされている．
>
> ※2▶ アンモン角硬化：側頭葉の内側部にある海馬の神経細胞が死滅しグリア組織に置き換わり萎縮した組織像を指すものである．病変は海馬のほかに近接する組織にもみられ，側頭葉てんかんを中心に難治てんかんの手術例の約半数にみられるとされている．その成因については未だ意見が分かれており，幼少期とくに5歳以下に熱性けいれんなどで反復性けいれん発作の既往をもつ事例に多くみられる所見で，けいれんに起因する循環障害，低酸素脳症，脳浮腫などによる損傷説が成因とされている．ちなみに海馬の名称はギリシャ神話にある海神が乗る海馬の前肢に似ていることから命名されたといわれる（Giulio Cesare Aranzio, 1587）[1]．

○ 解　説 ○　脳波所見のみにとらわれない―臨床発作像の有無が診断の重要なカギ

　事例は3つのことを示唆している．1つは乳児期の熱性けいれんに対する医師の判断である．初回の発作が「複雑型熱性けいれん」であれば，脳症など進行性脳病変を除外できたあとは「てんかん」の治療を早々に開始すべきである．度々の「発作」反復に医師が「脳波所見に依拠するばかりで」治療しなかったことは猛省すべきである．「てんかん診断に必須」なのは臨床発作像の「有無」である．2歳時，7歳時に脳波検査を行って「異変なし」で終わっているが，果たして睡眠賦活脳波が実施されたかが疑問である．小児の場合でも睡眠脳波は積極的に実施されるべきであり，新生児の場合授乳時の睡眠の機会を狙うのも一策である．

　2つ目は学童期の患者の行動を制限して親元におく養育行為は誤りであり，主治医は「適切な生活環境つくり」を指導するべきである．クラブ活動などで意識覚醒度の高まっているときは発作は抑制されるものである．

　3つ目は脳神経外科手術に対する患者・家族の「不安感」を担当医は積極的に払拭すべきである．3年間通常の抗てんかん薬治療で難治であれば，脳外科手術の途も考慮して脳神経外科医の意見を聞く機会をもつことは最近の趨勢になっている．事例は手術の効果が良好で，その上入院生活を送るなかで多くの同年配の友と交流でき，それまでの閉塞世界から解放される僥倖を得たことは何よりであった．

文　献

1) 小川鼎三：医学用語の起こり．東京出版，東京，1983．

（大沢武志）

第XI章・E　注意を要するてんかん

てんかんとして治療されていた発作性非運動誘発性ジスキネジアの男児例

症例㊸
- 13歳（当院初診時）男児，左利き
- 顔や手が勝手に動く
- 眼が揺れる

既往歴　在胎40週5日，2928gで正常分娩にて出生．その他特記すべき所見なし．独歩19ヵ月，発語15ヵ月でやや遅かった．

家族歴　両親と8歳の弟は健康

現病歴　X－12年（1歳時）に誤ってコーヒーを飲み，数分間眼球が上下に揺れた．X－8年（5歳時）に幼稚園の発表会で顔と手をねじる動きが20分続いた※1．その後は1日に1～2回，2～3分手をねじる動きがあった．眼の細かい揺れは月に2～3回あり手の動きと同時に起こることもあった．X－2年（11歳頃）から30分以上，同様の異常運動が1日5回ほどあり前医を受診し脳波異常を指摘され，てんかんの診断のもとバルプロ酸ナトリウム（VPA）が開始された．その後，症状は軽減した．X年（13歳時）の転居を機に，てんかんの診断で当院を紹介され受診した．その時には内服を自己中止し，症状が増悪していた．毎日30分以上四肢に力が入り，ねじる動きと顔を歪める動きを認め，時に眼球が細かく上下に揺れる動きも認めた．発作中は意識もあり緊張する場面で起こりやすく，症状は睡眠中は消失していた．

診療所見　初診時の診察では，身長154cm（－1.8SD）体重57.6kg（－0.1SD）皮膚，胸腹部所見に異常なく，神経学的には非発作時には両側の軽い内斜視がある以外は異常なし．眼底も異常なし．発作時には意識は清明で，小脳症状は認めないが，追視は断続的でスムーズではない．発作時は四肢の筋トーヌスは亢進し，深部腱反射は上下肢とも亢進して足間代は両側2～3回あり，Babinski反射は両側陰性であった．

検査所見　一般血液検査，セルロプラスミン，髄液検査，髄液中の乳酸ピルビン酸，血中アミノ酸，有機酸分析，タンデムマススクリーニングすべて異常なし．脳波も覚醒時，睡眠時異常なし．頭部MRI異常なし．

経過（図1）　本症例は前医で部分発作と診断されVPAを処方されていた．VPAは最初効果があったが自己中止をしており症状が再燃した．その後，当院にて，ストレスで誘発される発作性の不随意運動と考え，病歴と臨床経過から発作性非運動誘発性ジスキネジア（paroxysmal nonkinesigenic dyskinesia：PNKD）を疑った．抗てんかん薬のVPAはPNKDに対する有効性が報告されており，再度投与開始した．VPAは発作に確かに効果はあったが，副作用と考えられる夜尿症が出現したので中止した．次にカルバマゼピン（CBZ）を使用したが薬疹が出たため，中止せざるを得なかった．その後，本人が抗てんかん薬内服を拒否し症状も悪化し登校できなくなった．家族もその頃には症状は心理的なものではないかと疑っていたが，本人家族同意の上，14歳時に遺伝子検査が施行されPNKDの診断が確定した※2（MR-1遺伝子のエクソン1にミスセンス変異あり；c 26C<T　p. Ala9Val＝既知のミスセン

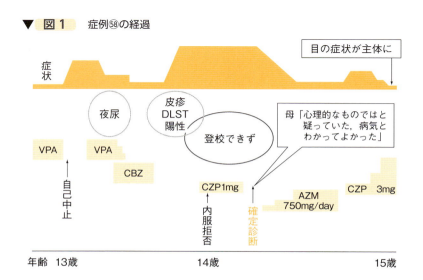

▼ 図1　症例㊸の経過

ス変異).このことがきっかけで家族の病気への理解が深まり,本人も気持ちの整理ができ,治療に対して前向きになった.治療は再開され,現在クロナゼパム(CZP)で手足の不随意運動はほとんどなくなり,眼の症状がたまに出現する程度に落ち着いている.学校にも登校できるようになった.

ここが着眼点!

※1▶ てんかんに類似した疾患の場合,詳細な病歴が診断の手がかりになることがある.
※2▶ てんかん類似の症状に対して診断を確定することは,子どもが病気を理解して治療に前向きになるきっかけとなることがある.

解説　精神的ストレスやカフェイン・アルコール摂取が引き金に,PNKDの症状とは

発作性に不随意運動を認める疾患概念として発作性ジスキネジア(paroxysmal dyskinesia)があり,誘発原因によって発作性運動誘発性ジスキネジア,発作性労作誘発性ジスキネジア,発作性非運動誘発性ジスキネジア(PNKD)の3タイプに分類されている[1].

PNKDの最初の症例はMount and Rebackが未知の臨床症候群として報告した.これは発作性に奇妙な身体の異常運動が出現し,その間意識が保たれている症例の報告で,濃厚な家族歴が示されていた[2].PNKDは,発作性に起こる手足をねじる動きが主体でその間は意識清明,乳幼児期に初発症状が出現し,精神的ストレスやカフェイン,アルコールで誘発され,持続は10分から1時間が多く,睡眠で症状は消失するといわれている[3].本症例も1歳時に誤ってコーヒーを飲んで初めて目の不随意運動が出現し,幼児期からはストレスのかかる場面で不随意運動が出やすいという病歴があり,発作性ジスキネジアの中のPNKDを疑う契機になった.

本症例は,当院初診時にはてんかんの診断がついていたが,脳波の異常もなく,その他の検査所見も正常で遺伝子検査で*MR-1*遺伝子[3]のエクソン1にミスセンス変異がありPNKDの確定診断がついた.長期にわたり母親は本症例の症状は心因性のものではないかと疑っており,病状が悪い時には,本人も登校できていなかった.確定診断がついたことによって,本人,家族は病気を理解して前向きに治療に臨むようになった.

なお両親,同胞にはこの遺伝子の変異を認めず本例は孤発例と考えられた.また,PNKDは一般的には四肢や顔面の不随意運動が主たる症状であり,この症例のように眼の異常運動も伴うのは珍しい.

文献

1) Unterberger I, Trinka E : Diagnosis and treatment of paroxysmal dyskinesias revisited. Ther Ad Neurol Disord, 1 : 67-74, 2008.
2) Mount LA, Reback S : Familial paroxysmal choreoathetosis : preliminary report on a hitherto undescribed clinical syndrome. Arch Neurol Psychiat, 44 : 841-847, 1940.
3) Bruno MK, Lee HY, Auburger GWJ, et al. : Genotype-phenotype correlation of paroxysmal nonkinesigenic dyskinesia. Neurology, 68 : 1782-1789, 2007.

(米衛ちひろ,高橋　悟)

第XI章・F　注意を要するてんかん

パニック障害とてんかん発作が併存した症例

● 症例 59 ●
- 27歳（当科初診時）男性，右利き
- 息ができなくなり死ぬのではないかと思う
- 左手がぴりぴりしびれ，左腕，左下顎が突っ張って奥歯が抜けるような感覚を生ずる．強い不安と息苦しさを伴う

家族歴　てんかんなし，その他の精神・神経疾患なし
既往歴　特記すべきことなし
現病歴　X－2年に，仕事の昼休みで車の中で仮眠からぱっと目覚めたとき，息ができなくなり死ぬのではないかと思い（以下❶），急いで車を5分位運転して知人のところに行き，そこから自ら電話で救急車を要請した．救急病院に受診したが無処置で帰宅した．その少し後にも車の運転中に❶の症状が出て，知人に助けを呼ぶ電話をし，救急病院を受診し，無処置で帰宅した．後日A病院の内科を受診し，MRI正常，脳波で多少所見ありといわれて，バルプロ酸（VPA）が開始された．その後から，驚いたとき等に左手がぴりぴりしびれ，左腕，左下顎が突っ張って奥歯が抜けるような感覚が生じ，強い不安と息苦しさを伴い（以下❷），ときには意識がなくなりそうになるといった症状が，出現するようになった．その後VPAがカルバマゼピン（CBZ）に置換されたが，仕事で失敗してしまったと思ったときなどに❷の症状を繰り返し，ときに意識消失して転倒し救急車で運ばれた．また，イライラしたときに左手がしびれて1分くらいで消失することが，週2～3回の頻度で続いた．そのためX－1年にA病院精神科を紹介され転科し，CBZ＋クロナゼパム（CZP）の2剤となり，次いでフェニトイン（PHT）＋CZPの2剤となった．その後も入眠期に，左手がしびれる症状が週に1回ほど出現したため，改めててんかんかどうかの確定診断をA病院から薦められ，当科を紹介されX年8月に初診した．

初診時の患者の訴えのうち，初発症状である❶は典型的パニック発作によくあてはまった．その後に生じてきた❷は，本人の初診当時の訴えによると，強い不安・息苦しさを伴うものであり，❶と明確に区別しがたかった．初診時の処方はPHT 350 mg＋CZP 1 mgであり，PHT血中濃度は20.0 µg/mlと上限値だった．脳波はてんかん性異常波を認めなかった．<u>本症例の❶と❷の症状が，てんかん性なのか非てんかん性なのか，あるいは❶と❷は異なるものでてんかん発作と非てんかん性症状が併存しているのか，判断しがたかった</u>※1．これらのことをひととおり患者に説明し，鑑別のためにてんかんセンターでの精査をお勧めした．

経過　Bてんかんセンターを紹介し，まず外来にて検査を受け，MRIは異常なく，SPECTで両側の外側前頭前野，両側外側後頭葉，両側（右優位）頭頂葉に血流低下を認めたが，その段階で「積極的にてんかんとは診断しにくく心因性の症状と考えてよいだろう」という判断となり検査終了し，その後の通院を当科で継続することになった．

そこで，<u>ひとまず抗てんかん薬の減量・抜去を試みることにした</u>※2．PHTを350 mgから200 mgに減量したところ，その5週間後に，❷の症状に始まり引き続いて意識消失して全身けいれんに発展する症状（以下❷'）が初発した．このためPHTを再増量し325 mgとしたところ，その後そのような症状は抑制された．一方，❷は週1回程度に続いた．このことから，❷と❷'はてんかん発作で，❷は単純部分発作，❷'は二次性全般化発作と診断した．また❷の症状を詳しく聴取することで，❶とは本質的に異なる症状であることが明らかとなり，❶はパニック発作と診断し，パニック発作とてんかんとの併存例と診断した．本人にも，両者の併存であり対応方法が異なることをよく説明した．

X＋1年頃から，寝入りばなや夜中に，短時間の動悸と息苦しさが現れるようになった（以下❶'）．循環器科を紹介し精査で異常なかった．しばらく経過を観察したあと，この症状と❷のてんかん発作の症状は明らかに異なることから，病初期にみられた❶に類似のパニック症状であると判断した．その後PHT 325 mg＋CZP 1 mgを継続し，PHT血中濃度は16.4～18.3 µg/mlで経過した．❶'が軽度に出没し，❷の発作がまれに出現するものの，生活に大きな支障がない状態が続いた．X＋5年8月，怠薬と寝不足が重なったときに，寝入りばなに❷'の二次性全般化発作が久し振りに出現したが，それ以外には安定して経過している．当科で合計4回検査した脳波はいずれも睡眠記録を含みてんかん性異常波を認めていない．

ここが着眼点!

※1▶ てんかんか非てんかんかは二者択一ではなく，両者の併存例が少なからずあることに注意すべきである．

※2▶ てんかんかどうか判然としない場合には，抗てんかん薬を漫然と続けるべきではない．

解　説　発作症状の供述があいまいな場合には，発作が起こるたびに症状の詳しい聴取を

　てんかん発作とパニック発作が併存した症例である．一般に，てんかん発作の発症が先行して，その心理的ストレスから精神疾患（パニック発作あるいは解離性症状など）が発症する場合があるが，その一方で本症例のように，先に精神疾患が発症し，その後にてんかんが発症する場合もある．

　本症例では，発症時の症状は典型的パニック発作の症状だった．したがって発症早期の段階で精神科を受診していれば，そこで「パニック発作」の診断がついていた可能性がある．なおパニック発作とてんかんとの鑑別診断は文献[1]を参照されたい．

　本症例では最初に内科を受診し，パニック発作に対しててんかんが疑われて抗てんかん薬が開始されたあとに，真のてんかん発作が出現したという複雑な経過を持つ．それも影響してか，当科初診当時は患者自身が，両者の症状を混然一体に訴えていた．というのも，てんかん発作の途中で顎が突っ張ったときに，不安・息苦しさが生じ，これが本人のなかで以前のパニック発作と似ているという思いが強まり，1つのものとしてとらえていたためである．そのためてんかんセンターでも，心因性の症状と考えてよいだろうという判断になった．その後抗てんかん薬の減薬を慎重に開始したところ，二次性全般化の全身けいれんという明らかなてんかん発作が出現したので，その段階で初めててんかんと確定診断できた症例である．

　本症例のように発作症状の供述があいまいな場合には，発作が起こるたびに，症状の詳細について聴取を繰り返すことが重要である．詳しい聴取を繰り返すことで，患者自身が次第に症状を客観的にとらえられ，より正確な供述が可能になるという効果もある．その結果，繰り返す発作がてんかん発作症候と適合し，かつ常同的であることが明らかになれば，てんかん発作の可能性が高まる．一方で本症例のように，てんかん発作症候に適合しない症状や常同的でない症状が混在することが明らかになれば，てんかんと非てんかんの併存の可能性が高まる．

　パニック障害とてんかんの併存の診断がはっきりして，患者にもそれを明確に伝えたところ，本人の受け入れもよく，良好な経過をたどった症例である．SPECTの右優位の頭頂部の血流低下はてんかん焦点と関連する所見かもしれない．

文　献

1) 伊藤ますみ：パニック発作との鑑別法は？　てんかん診療のクリニカルクエスチョン200，改訂第2版（松浦雅人，原恵子，編）．診断と治療社，東京，pp.150-151, 2013.

（加藤昌明）

第XI章
注意を要するてんかん

まとめ

❶ てんかん治療の原則

　てんかん治療は薬物療法が主流であり，約70％の患者の発作は抗てんかん薬で抑制される．抑制率はどのような患者を治療対象としているかにより異なるが，適切な薬剤を選択し，適切な量を処方することが前提である．最近は新薬導入が続いているが，新しい抗てんかん薬が導入されるたびに新たに発作が抑制される患者がみられることから今後も薬物療法の進展が期待される．

　食餌療法も小児てんかんでは有力な治療手段である．薬物療法で発作が抑制されない場合には脳外科手術の可能性が検討される．焦点部位，てんかんの原因などにより外科治療が可能か否かが決まるが，最近では外科治療の適用範囲が広がっている．外科治療が困難な場合には迷走神経刺激術が普及しており，治療手段が増えている．どのような治療法であれ，発作のない，副作用がない状態が目標であり，発作抑制が困難な場合には患者が最高の機能を維持し，もっともQOLが高いところに「限界設定」すべきである．

❷ 薬物治療の原則

　単剤治療が原則であるが，単剤で発作が抑制されないときには併用療法が検討される．併用薬剤を選択するときには作用機序の異なった薬剤を考える．必ずしも直ちにスイッチする必要はない．副作用がない限り，発作を抑制し，次いで減薬を考える．発作抑制に必要な「初期治療量」より，発作抑制後の「維持量」は少ないからである．

　抗てんかん薬の「治療濃度，有効濃度」はあくまで目安であり，有効濃度以下であっても発作がなければ増量の必要はなく，副作用がなければ上限を超えていても減量は必須ではない．基本はいわゆる有効濃度は患者個別に決まるが，たとえてんかん類型別で考えても普遍的な有効濃度設定は困難である．なぜなら，てんかんの原因（病因）が異なり，薬物動態を含めた患者の遺伝的背景が異なるからである．遺伝子多型に基づいた個別化治療が必要な所以である．

〔兼子　直〕

第XII章

その他のてんかん

第XII章・A　その他のてんかん

悪性症候群は非けいれん性発作重積を併発することがある

● 症例60 ●
▶ 62歳男性，右利き
▶ ハロペリドール筋注後，著明な筋強剛と，発汗を伴う意識障害を呈した

既往歴・家族歴　特記すべきことなし

現病歴　31歳時に統合失調症を発症し，長い治療歴のある62歳男性．幻覚妄想状態，薬剤性パーキンソン症状に対してハロペリドール9 mg，トリヘキシフェニジル6 mg，ロラゼパム3 mgを内服していた．衒奇症が続くためにハロペリドール5 mgを筋注したところ，36時間後より亜昏迷となり，筋強剛，著明な発汗，嚥下障害が出現した．

検査所見　体温38.4度，白血球数12,800，CK 5,322であった．頭部CTでは軽度の前頭側頭皮質の萎縮以外は異常を認めなかった．

経過　悪性症候群を疑い，すべての薬剤を中止し，補液とダントリウムの投与を開始した．6日目には昏迷状態となり，両下肢と体幹に軽微なミオクローヌスを認めるようになった．また，頭部が緩徐に向反するエピソードも繰り返していた．**脳波を測定すると，汎性徐波群発に続いて周期性同期性放電様の活動が数分間続くパターンが繰り返し生じていた**※1（図1）．間欠期には10～20秒持続する汎性不規則θを認めた．ジアゼパム20 mgを静注するとこの周期性放電は急速に消失し，筋強剛，発汗，ミオクローヌスも劇的に消失した．患者は呼名に開眼して応じるようになったが，意識障害からの回復には15時間を要した．その後，ジアゼパムを5日間投与したのちに中止したが症状が再発することはなかった．

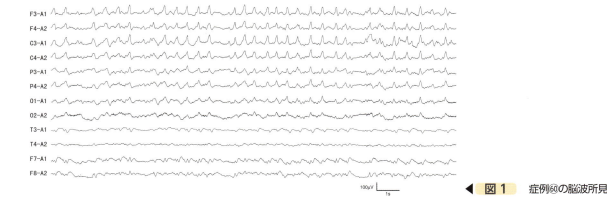

◀ 図1　症例60の脳波所見

ここが着眼点！

※1 ▶ 悪性症候群では脳波検査も実施するとよい．

● 解　説 ●　意識障害と多彩な精神神経症状→脳波検査にて確定診断を

臨床症状，脳波所見から悪性症候群（表1）に非けいれん性発作重積 nonconvulsive status epilepticus（NCSE）を合併したものと診断した[1]．しかも，ジアゼパムの静注によって悪性症候群とNCSEの両方が同時に劇的に改善したのが特徴であった．NCSEは遷延性のさまざまな意識障害と多彩な精神神経症状を呈するてんかん発作重積であり，本症例のように確定診断には脳波検査が必須である．その脳波所見は多様であり，徐波群発や棘徐波群発のこともあれば，本症例のように周期性同期性放電を呈することもある．また，ミオクローヌスを伴うことも多いが，これは悪性症候

> **表1** 悪性症候群の診断基準

① 発症7日以内に抗精神病薬投与
② 38度以上の発熱
③ 筋強剛
④ 以下のうち5徴候
精神状態の変化，頻脈，高血圧または低血圧，頻呼吸または低酸素血症，発汗あるいは流涎，振戦，尿失禁，血清CKの上昇またはミオグロビン尿，白血球増多，代謝性アシドーシス

(Caroff SN, Mann SC：Neuroleptic malignat syndrome. In：Contemporary clinical neurology(ed Biller J). Philadelphia, Saunders, pp.185-205, 1993より引用)

群単独でもよく観察される症状でもある．NCSEはてんかん発作の既往がなくても生じうる．このようなde nove NCSEは抗精神病薬や抗うつ薬の投与あるいは抗不安薬の離脱などによっても生じることがある[2]．したがって，向精神薬投与中にせん妄状態やもうろう状態をはじめとする意識障害が生じた際にはNCSEも鑑別診断に必ず加えておく必要がある．NCSEはジアゼパムなどの抗てんかん薬の静注によって劇的に消失するので，確定診断法としても価値が高い．

悪性症候群とNCSEが合併した例は他にも報告されている[3,4]．また，脳波が三相波を示した悪性症候群も複数例報告されているが，NCSEが三相波を示すことがあるので，これらの症例もNCSEを合併していたのかもしれない．したがって，両者の合併はそれほどまれではないのかもしれない．

悪性症候群の原因として，ドパミン受容体のdown-regulationが仮説されているが，ドパミン作動薬が無効な症例もあることから，ドパミン仮説だけでは説明できない．さらに，ベンゾジアゼピンが著効する例も存在することから，悪性症候群のなかにはGABA系の機能不全が関与している一群があるのかもしれない．悪性症候群とNCSEが併発する症例が存在し，しかもベンゾジアゼピンによって両方が同時に治癒するということや悪性症候群の4～8％に大発作が生じることもこの仮説を支持するだろう．とはいえ，低ナトリウム血症，低カリウム血症，脱水によってもNCSEが引き起こされることがあるので，悪性症候群に併発した電解質異常や脱水が原因となってNCSEが生じることもあるだろう．なお，NCSEが昏迷，カタレプシー，反響言語，常同症，衒奇症などの症状を呈し，緊張病症候群を真似ることもある．こちらも要注意である．

文献

1) Yoshino A, Yoshimasu H：Nonconvulsive status epilepticus complicating neuroleptic malignant syndrome improved by intravenous diazepam. J Clin Psychopharmacol, 20：389-390, 2000.
2) 吉野相英：向精神薬と非けいれん性発作重積．日神精薬理誌，20：1-10, 2000.
3) Primavera A, Fonti A, Novello P, et al.：Epileptic seizures in patients with acute catatonic syndrome. J Neurol Neurosurg Psychiatry, 57：1419-1422, 1994.
4) Yoshino A, Yoshimasu H, Tatsuzawa Y, et al.：Nonconvulsive status epilepticus in two patients with neuroleptic malignant syndrome. J Clin Psychopharmacol, 18：347-349, 1998.
5) Caroff SN, Mann SC：Neuroleptic malignat syndrome. In：Contemporary clinical neurology(ed Biller J). Philadelphia, Saunders, pp.185-205, 1993.

〈吉野相英〉

睡眠時無呼吸症候群を枕の工夫で改善させ発作が激減した部分てんかんの1例

症例61
- 53歳（当院初診時）男性，右利き
- 右口角が右上方につりあがる右顔面のけいれん
- 全身の強直間代発作
- 動作静止・眼球運動・意識減損の複雑部分発作

既往歴・家族歴 家族に遺伝性球状赤血球症による溶血性貧血の濃厚な遺伝歴があり，患者，母，姉，息子はいずれも摘脾手術を受けたが息子は摘脾後死亡（死因不詳）している．睡眠時無呼吸症候群で45歳頃より耳鼻科医で吸入薬などの治療をしてきた．アルコール依存症で肝炎ならびに肝性脳症の罹患歴もある．20歳の頃オートバイ運転中に交通事故による右後頭部打撲，脳震盪の軽症ですむ既往あり．

現病歴 34歳でてんかん発症．脳神経外科でCT-Scan，脳血管写ともに異常なく，脳波検査で「てんかん」の診断を受けたが与薬を受けなかった．その後も発作が反復するので抗てんかん薬を服用したが詳細は不明な時期があり，43歳からはフェニトイン，バルプロ酸，フェノバルビタールの併用で用量を変えるだけの治療で難治に経過していた．36歳のときに発作の抑制を期待して摘脾手術を施行したが効果はなし．53歳に難治てんかんということで当院に紹介されたが，その時点の処方はフェニトイン400 mg，フェノバルビタール100 mg，バルプロ酸1200 mgであった．このころの発作は短時間の運動静止，凝視，意識減損で終わる複雑部分発作のみであり月に3〜4回，強直間代発作は抑制されていた．脳波で右前頭部にてんかん放電を認めたという報告である．

初診時所見 脳波検査所見では，頻発する高振幅鋭・徐波複合波が単発もしくは亜律動で両側後側頭部（T_7，T_8）に独立して発現するが右側が優位である．覚醒時にも出現し睡眠賦活では増強する．加えて睡眠時には高振幅鋭波が律動群波を形成して両側とりわけ右半球の後側頭部，頭頂部，後頭部に突発する．明らかに異常な脳波所見である．58歳時MRI検査を施行したところ<u>両側大脳皮質下に多発するラクネ梗塞巣が認められる</u>※1が基底核には認めない．

短頸，肥満体で体重は72 kg．睡眠ポリソムノグラフィ検査を耳鼻科に依頼して検査したところ<u>重度の閉塞型睡眠時無呼吸症候群と診断された</u>※2（無呼吸低呼吸指数31.5回/時[正常5/時以下]）．34歳高年齢初発であるので脳の器質性病変による発症が推定される．本患者の場合MRIで認める多発ラ

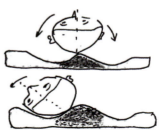

▲ **図1** 枕の想定図．患者の口述を図示したもの．
不安定な位置から〈上〉容易に頭は横になり〈下〉，気道の閉塞が解消される．
中央の突出部〈着色部〉には空気溜めがあり外部から調節可能である．

クネが示唆する慢性の大脳の虚血性変化が何らかの組織変化をもたらし「てんかん焦点」を形成したともいえる．発症時のCT-Scanが「異常なし」では断定できない．

経過 発作は意識減損発作が主体で作業場に向かう車（自営業で自分所有のトラック1台を活用して建設現場で営業）を運転している最中でも発現する．常に助手席に妻を乗せ発作で意識減損すると妻は助手席からハンドルを操作し足を伸ばしてブレーキを踏み制動させて事故を防止する．発作の終わりを確認して再び作業に向かう．まさに妻唱夫随の生活である．しかし一度は坂から畑に転落し自損事故を起こしたことがある．最近は妻の運転で道路交通法に違反することなく過ごしている．一方現場に入って仕事に熱中しているときは発作がない．休憩に入り仮眠すると発作が起こる．約5ヵ月後に「いびき防止枕」（外国製）を購入して使用し始めたところ，枕が常に頭部を横向きにするように作用するため頭が横向きになると気道の閉塞が開放されて「無呼吸発作」は減衰する（図1参照）．無呼吸症候群による夜間睡眠阻害による眠気が日中の発作を誘発していたわけで，原因が解消されたことにより発作が5〜6回/月から2〜4回/月と減少した．抗てんかん薬はクロバザム2.5 mg，フェニトイン300 mg，レベチラセタム1000 mgで経過をみている．

> **ここが着眼点！**
>
> ※1▶ ラクナ梗塞：脳の表面を走る太い血管から別れて脳の中に入る細い血管（穿通枝という）が詰まり血流が途絶えて生じた梗塞（組織の崩壊が起こる）のことである．血管内のアテローム硬化が原因となるが梗塞巣は3〜5ミリの大きさである．ラクナ梗塞の発現する部位により軽い言語障害，手足の麻痺などが生じる場合もあるが軽症である．しかしラクナが多発すると認知能力の障害が起こり血管性認知症が発現する．
> ※2▶ 睡眠時無呼吸症候群：睡眠時に咽頭部の筋弛緩により舌根部や軟口蓋が気道を閉塞することにより換気が傷害されるものをいう．肥満で短頸，小顎症，咽頭部の狭窄きたす原因などによる「閉塞型」が大方で成人男子に多い．一方脳幹に病変を持ち呼吸中枢の制止により同様の症状が発現する中枢型もあるが，先の閉塞型との混合型もある．

解説　気道閉塞を改善する枕の工夫—発作を誘発する状況を回避する「いびき防止枕」

　睡眠時無呼吸症候群の主要症状として，睡眠時の頻回の呼吸停止，大きないびき，夜間頻尿，日中の耐え難い眠気などがあげられる．「いびき」は特有で一定のリズムはなく，しばらく無音のあと著しく大きな吸気音を発する特徴がある．日中の眠気による交通事故誘発の可能性があるため，「てんかん」と同様に自動車運転資格取得可否の対象疾患となっている．治療は肥満治療のほかに耳鼻科的対策が主であるが，今回患者は気道の閉塞を回避する家庭でできる処置を行ったものである．診断は睡眠ポリソムノグラフィ検査がある．

　症例は性格に若干の偏りを持つ患者である．頑固で気難しく納得しなければ前に進まない，仕事上の技量に誇りを持ち徹底して仕事にのめりこむところがある．そんなこともあり，次の治療手段を試みるには十分な納得を得たうえで実施する必要があった．そのなかで睡眠時無呼吸症候群が発作の頻発に関係があることを説明し，病態を睡眠ポリソムノグラフィ検査で実証して見せたことは患者の治療への意欲を駆り立てるに役立った．今後は抗てんかん薬の適材適量を吟味することである．脳外科手術については再三説明しても家族ともども乗り気でない．

（大沢武志）

第XII章・C　その他のてんかん

統合失調症患者に，てんかんが合併したら

● 症例⑥2 ●
- 42歳（初診時）女性，右利き
- 自分の行動を指図する人の声が聞こえる．電波で攻撃されている
- 意識がなくなり，倒れる発作が何度も起きている

既往歴　特記なし
家族歴　母親が躁うつ病
生活歴　同胞4名中第3子．中学2年生頃から不登校で，友人は少なく成績は下であった．高校は留年し4年間で卒業．洋裁の専門学校に進学したが，人間関係に悩み1年で自主退学した．23歳から31歳まで仕事を転々とし，その後は母親の介護をしていた．無職で未婚，父親との2人暮らし．
現病歴　X－10年（31歳）7月，実母が自殺した．その後より，いないはずの人の声が聞こえると訴えるようになった※1．被害的な訴えが増えたため，父親の勧めで同年12月M精神科病院を初診した．統合失調症の診断で入院し，薬物療法にて症状改善がみられ，2ヵ月間で退院した．しかし「病気は治った」といいすぐに治療を自己中断してしまい症状が再燃した．「電波で攻撃される」と警察に電話をするようになり，X－9年5月に再入院した．薬剤調整で症状の改善なく，同年6月より電気けいれん療法が8回行われ，病的体験は軽快した．7月に退院した後はD病院で薬物療法（オランザピン10 mg，クエチアピン100 mg）が続けられたが，意欲低下などの陰性症状が目立ち，自閉的な生活を送っていた．X－1年（40歳）4月，自宅で唸り声をあげて倒れ，全身が硬直し，数分後に何かをまさぐるようなしぐさをする発作が出現した※2．同様の発作が何度か繰り返され，てんかんと診断され抗てんかん薬が開始となった．バルプロ酸，カルバマゼピンなど処方調整されたが，発作頻度は月1回から改善せず，眠気やだるさなどの副作用が出現して内服は自己中断されていた．X年4月，症状改善目的に当院を初診した．
紹介時診断　統合失調症，てんかん
検査所見　採血，レントゲン，頭部MRIなどで特記すべき異常所見なし．脳波所見では左前側頭部に陽性棘波が散見された．
治療経過　X年4月初診時，内服薬はすべて自己中断していたため，抗てんかん薬はレベチラセタムを開始し，抗精神病薬はオランザピンを再開した．5月頃に幻聴，注察妄想が著明に増悪し「何者かに狙われている」「悪口が聞こえる」「眠気が辛く薬を飲みたくない」等と言い治療に拒否的になったため，レベチラセタムの副作用による精神症状増悪を疑い，抗てんかん薬をラモトリギンに変更した．漸増して100 mgとなった頃，倒れる発作はみられなくなった．また情動面は安定し，病的体験も軽快した．X+1年1月頃には仕事を探すようになり，2月から週3日で短時間のアルバイトをはじめた．X+2年現在，幻聴は時々聞こえることもあるようだが，本人はそれに惑わされず距離をとって過ごすことができている．てんかん発作に関しては，月数回数秒間の意識減損はあるものの日常生活に不便は感じていない．

> **ここが着眼点！**
> ※1, 2 ▶ 精神症状とてんかん発作の出現時期・関係性に注目！

● 解説 ● 精神病症状とてんかん発作はしっかり分けて考えよう

統合失調症とは，国際疾病分類（ICD-10）によると一般的に思考と知覚の根本的で独特な歪曲，および感情の不適切さあるいは鈍麻によって特徴づけられ，発病は急性で重篤な行動障害を伴っていたり，潜行性で奇妙な考えや振る舞いが徐々に進行したりするといった特徴をもつ疾患と定義されている[1]．ある研究によると，統合失調症や妄想性障害の患者において，てんかん，もしくは急性けいれん発作の有病率は1.08％と比較的低く，統合失調症はてんかんの危険因子ではないとされている[2]．てんかんに精神症状を合併しやすいことは一般的によく知られているが，統合失調症にてんかんは合併しやすいという説もあれば，まれだという意見もある[2,3]．

統合失調症の症状はてんかんの発作間欠期精神病とよく似ているが，後者よりも思路の障害や感情の平板化が目立つこと，発症前後の社会適応能力の低さや認知機能低下，そして，なによりも精神病症状がてんかんの初発発作よりも前に出現しており，発作との関連性がないことが診断のポイントといえる．また，てんかんに精神症状を合併した場合，てんかんと関連するかどうかは治療方針を考える上でも重要であり，てんかん発作と精神症状の出現の時期は判断の目安になる．

　今回の症例も，不適応の目立つ生活史の上に，実母の自死の後から比較的急速に幻覚妄想状態が出現し，思考障害，自我障害などが徐々に目立つようになったことから統合失調症と診断されている．また，統合失調症の発症後，約10年の精神科治療歴の後に統合失調症の病状とは関係なく初発のてんかん発作がみられたことより，統合失調症にてんかんを合併した例と考えてよいだろう．

　ちなみに，この症例でも行われている電気けいれん療法がてんかんの危険因子かどうかを調査した研究もあるが，今のところ電気けいれん療法がてんかん発作を誘発しやすくなるという結論は出ていない[4]．しかし，もともと脳に器質的な問題がある患者に電気けいれん療法を行った場合においてはけいれん発作を誘発しやすくなる可能性があるとされており，治療導入の際に注意は必要である．

　てんかん精神病，統合失調症へのてんかん合併，どちらにおいても最終的な治療方針は大きくは変わらない．てんかんはてんかん発作，統合失調症は精神病症状，それぞれを整理して，それぞれに対する薬剤調整(抗てんかん薬，抗精神病薬など)を行っていくことになる．その際に目的の異なる各薬剤を同時に動かしてしまうと，何が何に効いていたのか，何が症状を悪化させてしまったのか，評価が非常に難しくなる．各症状が重篤な場合は両薬剤を同時に調整するしかないが，ある程度症状が落ち着いたら，抗てんかん薬か抗精神病薬どちらか一方の薬剤から調整をすすめ，片方が落ち着いてから残りの治療を考えられるようにするとよいだろう．

　トピラマート，ゾニサミド，フェニトイン，エトクスシミドは精神病状態を惹起するリスクを高めるとの指摘があるが，他の薬剤でもその可能性は否定できない．精神病症状がある患者には情動安定作用を持つラモトリギン，バルプロ酸，カルバマゼピンなどが比較的使用しやすい[5]．精神病症状が増悪した際は，時間経過から因果関係の疑われる薬剤を漸減中止し，それでも症状が改善しなければ抗精神病薬を増量する．抗精神病薬はてんかんの発作閾値を下げる可能性もあるとはいわれているが，統合失調症など精神病症状が主要な問題となる場合は抗精神病薬を使用することはやむをえないことであり，むしろ精神病症状を改善することが，てんかん発作をはじめ，その他の治療を円滑に行う近道になるといえる．てんかんを合併しているからといってあまり躊躇せず，症状改善に必要十分量の抗精神病薬を使用することが肝要である．

文　献

1) 大熊輝夫：現代臨床精神医学．金原出版，東京，2013．
2) Gelisse P, Samuelian JC, Genton P：Is schizophrenia a risk factor for epilepsy or acute symptomatic seizures？ Epilepsia, 40：1566-1571, 1999.
3) Cascella NG, Schretlen DJ, Sawa A：Schizophrenia and epilepsy：Is there a shared susceptibility？ Nerrosci Res, 63：227-235, 2009.
4) Ray AK：Does electroconvulsive therapy cause epilepsy？ J ECT, 29：201-205, 2013.
5) 日本てんかん学会，編：てんかん専門医ガイドブック．診断と治療社，東京，2014．

〈倉持　泉，渡辺裕貴〉

第Ⅻ章・D　その他のてんかん

非定型精神病とてんかんが合併している症例

症例 63
- 35歳女性，右利き
- 被害妄想
- 幻聴
- 情動易変性
- けいれん

既往歴　特記事項なし
家族歴　母親が統合失調症
生活歴　7歳のときに両親が離婚し，母親と暮らしていた．成績は中位で，高校を卒業後に歯科技術専門学校に通い，歯科技工士の資格を取得した．歯科技工士として2年間働いた後，ウエイトレスなどのアルバイトをしていた．
現病歴　X年3月，統合失調症の母親が精神科病院に入院し，その手続きなどをしていた．その数日後，突然「霊を感じる」と言い出し，塩の入った大きな袋を持って塩をまいて回った．「お母さんが死んじゃう」「何かが私の邪魔をしている」と興奮した様子で話し，急に母親を退院させたかと思うと，あてもなく隣県に出かけて行ってしまった．親戚が迎えに行ったが，帰りの車中で「霊が降りてくる」などと言い激しい興奮状態となり，精神科に措置入院した．被注察妄想，被害妄想，不眠を認めた．また，他患やスタッフとの些細なやりとりで泣き出したり，怒ったりと，情動の易変性がみられた．入院後，ハロペリドールなどの抗精神病薬と炭酸リチウムの投与により症状は改善したが，入院前の出来事はほとんど思い出すことができなかった．退院後は援護寮で暮らし，作業療法に通った．

X+8年10月，内服薬を自己中断した．その1週間後から不眠および活発な幻覚妄想が出現し，多弁になり，精神科に入院した．内服薬の再開により急激に症状は改善し，退院した．
検査所見　脳波：右側頭部に高振幅の棘徐波が頻発．
頭部MRI：異常なし．
経過　X+9年9月，幻覚妄想状態となり入院した．被刺激性が亢進し，興奮してスタッフを罵倒したかと思うと，数分後にはしおらしくなって謝ったり，あるいは泣いたりした．ハロペリドール，レボメプロマジン，クロルプロマジンに加え，ゾテピンが追加された．10月13日，病室でけいれんしているところを発見された．その2日後，ホールで看護師と話していたところ，次第に話がまとまらなくなり，しばらく一点凝視した後にけいれんして倒れた[※1]．発作間欠期脳波では異常波を認めなかった．けいれんの副作用があることが知られるゾテピンによる発作と考え，ゾテピンを減量し，発作予防目的にバルプロ酸ナトリウムが処方された．スルトプリドが追加されたが精神症状は改善せず，妄想が活発になって大声で放歌するようになったため，止むを得ずゾテピンが増量された．その日の夜に，けいれんを繰り返したため，ゾテピンは漸減・中止された．やがて激しい幻覚妄想状態となり，食事を摂らず，放歌し続けたり点滴ルートを噛み切ったりしたため，修正型電気けいれん療法が行われた．徐々に疎通性は改善したが，被害妄想や連合弛緩が持続した．その後，症状の増悪と軽快を繰り返し，薬剤調整が続けられた．X+10年3月，脳波で右側頭部に棘徐波を頻回に認めたため，側頭葉てんかんの合併と診断[※2]し，カルバマゼピンを開始した．すると精神症状は著しく改善し，多剤大量に投与されていた抗精神病薬を減量することができ，最終的にカルバマゼピン300 mgとハロペリドール27 mgを主体にした処方で退院した．てんかん発作は消失していた．退院時は病前の機能レベルまでには回復せず，訪問看護などの支援を得ながら，デイケアに通って過ごした．

> **ここが着眼点！**
> ※1，2▶ 非定型精神病では脳波異常と発作症状に注意する．

解説　非定型精神病とてんかんの関連

　精神科臨床において，統合失調症，気分障害，てんかんの特徴をあわせもった臨床像を呈し，いずれの疾患にも分類し難い症例を経験することがある．このような症例は，近年普及してきたDSM（Diagnostic and Statistical Manual of Mental Disorders：精神疾患の診断・統計マニュアル）やICD（International Statistical Classification of Diseases and Related Health Problems：疾病及び関連保健問題の国際統計分類）といった操作的診断を用いると，統合失調感情障害や急性一過性精神病と診断される．歴史的にみると，Kraepelinに代表される疾病二分論にもとづけば，統合失調症と気分障害の移行型あるいは混合型ととらえられる．Leonhardによる精神疾患の細かな分類では，類循環精神病や非系統性分裂病の一部が相当する．満田[1]は，統合失調症と気分障害のほかに，それらとてんかんの性質をあわせ持った非定型精神病という第三の疾病群を提唱し，その概念が日本で用いられてきた．

　非定型精神病は，急激に発症して周期性の経過を呈し，症状改善後はおよそ発病前の状態にまで回復するのが特徴とされる[2]．周期性があることや病前の機能状態まで回復する点は気分障害に似るが，激しい精神病症状を呈する点は統合失調症の特徴である．また，夢幻様状態，場所や人物の誤認，エピソード後の健忘など，意識変容あるいは意識障害と考えられる症状がみられる点は，てんかんに近いといえるだろう．本症例もこれらの3つの疾患の特徴を備えている．また，エピソードを繰り返すうちに病前機能が保たれなくなることがあるといわれているが，本症例でもそのような経過をたどった．

　非定型精神病の脳波研究は最近ではほとんど行われていないが，過去の報告によると，徐波異常を認めることはあるが，棘徐波や棘波といったてんかん性異常波はほとんどないようである[3]．一方，metrazolなどの薬剤によっててんかん性異常波が誘発される閾値は，統合失調症や気分障害よりも低いという報告がある．本症例でも，抗精神病薬によるけいれん閾値低下や修正型電気けいれん療法が，脳波異常の出現に影響を与えた可能性がある．本症例では，脳波異常だけでなく，二次性全般化を伴う複雑部分発作を呈したことから，非定型精神病に側頭葉てんかんが合併したと考える．

　このケースは，かつて満田が示したような，非定型精神病とてんかんの関連を示唆する症例である．非定型精神病の概念は日本国内の固有の概念であるため，DSMやICDが診断分類の主流である国際的な精神障害診断の場面では通用しない．その影響もあり，日本国内でも非定型精神病という用語は使われなくなってきている．しかし，この用語を使用するかどうかは別として，精神科領域では非定型精神病に相当する患者に遭遇することは珍しくなく，精神科臨床でこの概念をもちつつ患者を診察することは有益と思われる．

文　献

1) 満田久敏：非定型精神病の概念．精神医学，3：967-969，1961．
2) 林　拓二，中江尊保：非定型精神病の概念．Schizophrenia Frontier, 12：205-209, 2012．
3) 元村英史，乾　幸二，中瀬真治，ほか：非定型精神病の精神生理．臨床精神医学，32：863-869，2003．

（渡邊さつき，渡辺裕貴）

刑事鑑定の相談のあった1例

● 症例㉔ ●
▶50代男性，右利き
▶軽度意識障害下での突発的な犯意による稚拙な窃盗行為

既往歴 うつ病

家族歴 精神科疾患，てんかん，犯罪歴なし

生活歴 同胞2名中第2子として出生．大学卒業後，主に車関係の仕事に従事した．X－1年8月，下記の理由により勤務先を解雇された．

現病歴 X－5年10月，全身けいれんを認め，救急搬送された．1週間だけ抗てんかん薬を内服し，以後，内服は中断した．X－1年8月，上司の注意や指示を頻回に忘れ，車両事故も多発したため勤務先を解雇された．この時期，慢性に意識がぼんやりする感覚や不眠，全身倦怠感，尿便失禁も認めた．X－1年9月，家電量販店で，ふとゲームソフトが欲しくなり，バイクの鍵で防犯用のタグを外そうとしたが，タグを外せずに鍵が曲がった．その後，商品のニッパーでタグを無理やり外した際，手指は血だらけとなったが，そのままの状態で取ったゲームソフトをズボンに入れた．さらにヘッドホンが欲しくなり，視聴用ヘッドホンに付いていた防犯用コードをニッパーで切り，ヘッドホンを頭に装着した．上記犯行は防犯カメラ監視下で周囲に多くの人がいる状況で行われ，患者は窃盗罪の容疑で逮捕勾留，起訴された．X年8月，全身けいれんを認め，救急搬送された．X年9月，上記犯行時の精神状態評価目的に当院精神科鑑定入院した．

入院時検査所見 WAISⅢ：VIQ94, PIQ94, FIQ93．KWCST：前頭葉機能障害は否定的所見．MRI：明らかな器質的異常なし．脳血流SPECT（^{99m}Tc-ECD，発作間欠期として評価）：てんかん焦点を疑わせる明らかな血流低下域を認めず．

EEG：基礎律動は後頭部優位9–11 Hzのα波．両側前頭部優位に3–6 Hzの持続性徐波律動を認める．一部は両側広汎性棘徐波複合となる．また両側前頭部優位に高振幅速波律動を呈することもある．

入院後経過，診断 鑑定医より，てんかんの可能性に関して相談があった．「現病歴，発作型，脳波所見から，てんかんと診断できる．**臨床的には非けいれん性てんかん発作重積状態（Nonconvulsive Status Epilepticus：NCSE）を繰り返している可能性が高く，犯行時もNCSEだった可能性はある**※1」と鑑定医に返答した．

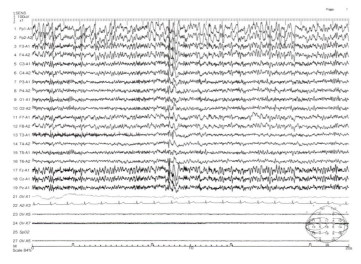

◀ **図1** 症例㉔の脳波所見

🔍 ここが着眼点！

※1▶ 明らかな意識障害を認めない場合でも，普段の本人と比較して異常な行動を認めたときはNCSE（前頭葉起源のCSPE）の可能性を考慮すべきである．

解説　普段はみられない異常行動が出現―前頭葉起源のCPSEの可能性を考慮

1. NCSE

NCSEとは「電気的発作活動が遷延し，その結果として非けいれん性の臨床症状が出現している状態」である[1]．したがって脳波所見，臨床症状はその原因によりさまざまである．以下ではNCSEの中でも本症例に関係する前頭葉起源の複雑部分発作重積状態(complex partial status epilepticus：CPSE)について主に述べる．

2. 前頭葉起源のCPSEの脳波と臨床症状

脳波所見は棘波，棘徐波複合，律動的な鋭徐波などさまざまな発作活動が，振幅・周波数・空間的分布の変化を伴いながら，前頭部優位に持続して，もしくは頻繁に出現する[2]．NCSEの主な臨床症状は，発作活動の広がりに連動した変動性のある意識障害である．また発作活動が比較的限局しているときには，その局在により異なる多様な臨床症状を呈することがある．Thomas[3]らは前頭葉起源のCPSEでは，明らかな昏迷を認めない，脱抑制や無関心といった気分障害と軽度の認知機能障害を認めるタイプがあると報告している．Helmstaedter[4]らも前頭葉起源のCPSEでは完全な意識消失や全健忘を認めず，過興奮と脱抑制が目立つと報告している．

本症例の脳波では多様な発作活動が両側前頭部優位に持続的に，頻繁に出現していた．脳波所見と，全身けいれんの既往や慢性的に意識がぼんやりする感覚，全身倦怠感，尿便失禁などの症状から，患者はてんかんであり，前頭葉起源のCPSEを頻回に繰り返している可能性が高いと考えられた．

患者の犯行時の記憶は曖昧なところもある．患者は突発的に生じた自らの欲望を実現するために誰の目にも明らかな犯行を行い，逮捕された．心理検査の結果などから，普段の本人の前頭葉機能や知的機能は保たれていると評価され，犯行時の自らの欲望に対する自制心の低さや犯行の稚拙さは，理解しえない行動である．以上より，犯行時，患者は軽度の意識変容，認知機能障害，脱抑制状態であり，その原因として前頭葉起源のCPSEを推測した．

3. NCSEと犯罪行為

側頭葉てんかんの複雑部分発作により，自動症や分別もうろう状態で窃盗行為を行ったとする報告は存在する．本症例はそれらの報告や，筆者が自験しているNCSEでの行動と比較すると意識障害の程度は軽く，自らの意思の関与も認められ，一見行動にもまとまりがある．したがって，てんかん発作を疑うことが難しい．しかし，上述のように前頭葉起源のCPSEでは，意識障害よりも脱抑制などの精神症状が前景に出る場合がある．犯行時の意識障害が明白でない場合でも，普段の本人からは考えられないような脱抑制的な印象や犯行の稚拙さなどが窺われたときは，前頭葉起源のCPSEの可能性を考慮する必要がある．

もっともHelmstaedterは，前頭葉起源のCPSEでは反応性，反射的な行動はあるものの，self initiated directed behaviorは，ほとんど認めなかったとも述べている．また暴力行為に関してではあるが，遠藤[5]は複雑部分発作下では組織的で方向をもった攻撃はありえず，せいぜい非自発性の引っ張る，押し倒すなどの不適切な反応としての行動しかみられないと述べている．epileptic defense[6]の濫用を防ぐという観点からも，今後，前頭葉起源のCPSEを含めたNCSEのさらなる臨床症状の解明が待たれる．

文献

1) Walker M, Cross H, Smith S, et al.：Nonconvulsive status epilepticus：epilepsy research foundation work shop reports. Epileptic Disord, 7：253-296, 2005.
2) Sutter R, Kaplan PW：Electroencephalographic criteria for nonconvulsive status epilepticus：Synopsis and comprehensive survey. Epilepsia, 53：1-51, 2012.
3) Thomas P, Zifkin B, Migneco O, et al.：Nonconvulsive status epilepticus of frontal origin. Neurology, 52：1174-1183, 1999.
4) Helmstaedter C：Cognitive outcome of status epilepticus in adults. Epilepsia, 48：85-90, 2007.
5) 遠藤俊吉：各種精神疾患と刑事精神鑑定　てんかん．司法精神医学2巻，刑事事件と精神鑑定(中谷陽二，編)．中山書店，東京，pp.230-235，2006.
6) Beresford HR：Legal implications of epilepsy. Epilepsia, 29：114-121, 1988.

（竹田康二，渡辺裕貴）

第XII章 その他のてんかん

まとめ

　本章では多岐にわたる症例が提示されている．精神科領域で比較的に話題となる悪性症候群，統合失調症や非定型精神病との合併例，精神鑑定例などは非精神科領域の方々に参考になるものと考えられる．また，側頭葉てんかんを含むてんかん患者の手術後では自殺が増加する，うつ病が増える，人格が変化する，などが指摘されており，術後の精神医学的問題にも配慮しなければならない．治療者は発作，臓器を治療しているのではなく，てんかんを病む人間を治療していることに常に留意しなければならない．

　てんかん治療は集学的対応が要請されるがため，各領域にかかわる治療者は互いに協力する必要性が高い．精神科領域の治療者は診断に関しては神経内科医，小児神経科医との連携が特に推奨され，治療に関しては脳外科医，神経内科医，小児神経科医とも必要に応じて相談するべきである．かかる点で"地域における顔の見える連携"の必要性が高まっている．

（兼子　直）

MEMO

参考資料 てんかん発作の分類

　国際抗てんかん連盟(ILAE)はてんかんの遺伝子解析の進歩を反映させた新たな分類を提案しているが，現実的にはてんかん発作型の分類が抗てんかん薬選択に用いられるため，てんかん発作の国際分類(1981年)[1]が多く使われている(表1)．

　この分類では発作は全般発作と部分発作に分類され，それぞれ，前者は欠神発作，ミオクロニー発作，間代発作，強直発作，強直間代発作，脱力発作に分けられ，後者は単純部分発作，複雑部分発作と二次性全般化発作に分けられる．これらの分類に従って治療のための抗てんかん薬が選択される．

文献

1) Proposal for revised clinical and electroencephalographic classification of epileptic seizures. From the Commission on Classification and Terminology of the International League Against Epilepsy. Epilepsia, 22：489-501, 1981.

〈兼子　直〉

▼ 表1　てんかん発作型国際分類(1981年)

部分発作 (焦点性，局在性発作)	A．単純部分発作(意識減損はない) 　1．運動徴候を呈するもの 　2．体性感覚または特殊感覚症状を呈するもの 　3．自律神経症状あるいは徴候を呈するもの 　4．精神症状を呈するもの 　　(多くは"複雑部分発作"として経験される) B．複雑部分発作 　1．単純部分発作で始まり意識減損に移行するもの 　　a．単純部分発作で始まるもの 　　b．自動症を伴うもの 　2．意識減損で始まるもの C．二次的に全般化する部分発作 　1．単純部分発作(A.)が全般発作に進展するもの 　2．複雑部分発作(B.)が全般発作に進展するもの 　3．単純部分発作から複雑部分発作を経て全般発作に進展するもの
全般発作	A．1．欠神発作 　　　a．意識減損のみのもの 　　　b．軽度の間代要素を伴うもの 　　　c．脱力要素を伴うもの 　　　d．強直要素を伴うもの 　　　e．自動症を伴うもの 　　　f．自律神経要素を伴うもの 　　(b〜fは単独でも組み合わせでもあり得る) 　2．非定型欠神発作 　　　a．筋緊張の変化はA.1.よりも明瞭 　　　b．発作の起始/終末は急激ではない B．ミオクロニー発作 C．間代発作 D．強直発作 E．強直間代発作 F．脱力(失立)発作
未分類てんかん発作	不適切あるいは不完全なデータのため分類できないものや上記カテゴリーに分類できないすべてのものを含む

索引

欧文索引

B・G
Benign epilepsy of childhood with centrotemporal spikes(BECTS)　60
Geschwind 症候群　117

I
infantile convulsion and choreoathetosis syndrome　15
interictal dysphoric disorder(IDD)　56, 62, 63

J・L・N
Jeavons 症候群　110
Lennox-Gastaut 症候群　80
nonconvulsive status epilepticus(NCSE)　146, 154

P
paroxysmal kinesigenic dyskinesia(PKD)　15
peri-ictal psychosis　81
PHT 中毒　106
Polysomnography(PSG)　24
psychogenic non-epileptic seizure(PNES)　18, 19, 20, 22, 38, 40, 78, 82, 120, 121

R
rapid rhythm　84
re-buildup　9
REM sleep without atonia(RWA)　24

S
Spike-Wave Stupor　101
sudden unexpected death in epilepsy(SUDEP)　26

T・W
transient epileptic amnesia　105
wave and spike phantom　30
West 症候群　80
Wilson 病　73

和文索引

あ
悪性症候群　147
悪夢　31
頭打ち型非線形薬物　107
アルツハイマー病　36
アンモン角硬化　138, 139

い
意識減損発作　148
一過性全健忘　105
一般就労　124
いびき防止枕　148

う
うつ　55
運転免許証　114

お・か
応急入院　50, 51
海馬萎縮　137
海馬硬化症　135
開閉眼　25
解離性けいれん　18, 19
解離性障害　105, 121
解離性症状　120
過運動発作　51
過呼吸　20
環境調整　120, 121, 123
眼瞼ミオクロニー発作　110
感情・身体表現性障害　56, 62

き
気分安定薬　21
境界型パーソナリティ障害　65
恐慌発作　60
強制正常化　49, 81
共存症　62
強直間代発作　138, 148
強迫観念　60
強迫行動　60
鋸歯状波　137

く
空想　53
空想的虚言症　53
矩形波　137

け
けいれん性失神　2
ケースワーカー　122
血管迷走神経性失神　6
血清カルシウム濃度　70
血中濃度　106, 120, 132, 133
幻覚妄想状態　48
言語性 IQ　134
言語性記憶　134
減弱精神病症候群　57

こ
抗 NMDA 受容体脳炎　5
後弓反張　20
攻撃性　90
交代性精神病　81, 88, 93
交通事故　117
行動障害　82
口部自動症　134
高齢者　109, 111

さ
催奇形性　121
錯覚性視覚症状　85

し
視覚性記憶　134
自己臭体験　35
自殺企図　51
疾病利得　79
自動症　25
社会復帰訓練リハビリテーション　138
若年ミオクロニーてんかん　27
重度心身障害者(児)医療費助成制度　127
終夜睡眠ポリグラフィ検査　24
就労　122
就労継続支援 B 型〈非雇用型〉　84
授産施設　84
術後精神症状　55
受容　21
障害者就業・生活支援センター　124, 125
障害者就労移行支援事業所　124, 125
障害者総合支援法　128
障害者手帳　122, 128
障害年金　122, 127
上昇型非線形薬物　107
常染色体優性夜間前頭葉てんかん　28
焦点性てんかん　36
衝動行為　80
自立支援医療(精神通院医療)　127

心因性非てんかん性発作 18, 19, 20, 22, 38, 40, 78, 82, 120, 121
神経調節性失神 2, 3
心原性失神発作 2, 3, 109
心理社会的要因 83

す
睡眠時随伴症 24, 29, 30
睡眠時無呼吸症候群 148
睡眠賦活脳波 139
睡眠ポリソムノグラフィ検査 148
ストレス 137

せ
生活保護 128
脆弱性 88, 89
精神科救急医療 51
精神科チーム医療 83
精神障害者保健福祉手帳 128
精神症状 59, 92, 93, 132, 133
精神発達遅滞 78
精神保健福祉士 83
精神保健福祉法 51
線形薬物 107
前頭葉てんかん 28
全般性遅棘徐波複合 80

そ
挿間性精神病 49
双極性障害 20
側頭葉てんかん 55, 98
側頭葉の萎縮 64
速律動 84
措置入院 50, 51
ゾニサミド 98

た
体重減少 96
他害行為 51
多剤併用 81
多書 65
多発ラクネ 148

ち
チック 42
知的障害 80
知的障害授産施設 84
知的障害年金 84
中心側頭部棘波を示す良性てんかん 30, 42
長時間ビデオ脳波モニタリング 39
治療濃度域 106

て
低カルシウム血症 71
低血糖発作 11
てんかん外科 55
てんかん性昏迷 100
てんかん性精神病 51, 81
てんかん性頭痛 12
てんかんセンター 138
てんかん特異的な発作間欠期精神障害 62
てんかんにみられる神経精神症状の分類案 62
てんかん放電 148
てんかん発作重積 20
電気けいれん療法 151
点頭てんかん 80

と
洞機能不全症候群 109
統合失調症 150
統合失調症様病像 51
動作性IQ 134
道路交通法 114, 148
特殊学級 84
突然死 24
特発性全般てんかん 110
突発性脳波異常 35
特発性副甲状腺機能低下症 71
トピラマート 94, 96

な・に・ね
内側側頭葉てんかん 134, 137
二次性全身強直間代けいれん 84
認知機能 121
認知機能低下 96
眠気 27, 59

は
パニック障害 44, 61
パニック発作 142, 143
バルプロ酸 35, 100, 148
反射性失神 3
反復性棘波 64
反復性棘波群 136

ひ
光過敏性 110
非けいれん性発作重積 100, 146, 154
左側頭葉切除術 65
左側頭葉てんかん 25
非定型精神病 153
ビデオ脳波モニタリング 38, 114
標準右前側頭葉切除 138

ふ
不安障害 55
フェニトイン 106, 148
フェノバルビタール 148
複雑型熱性けいれん 139
複雑部分発作 61, 84, 134, 138, 148
複雑部分発作重積 4

副作用 94
不随意運動 141

へ
平均電位基準法 136
閉所恐怖症 60
併存障害 21
扁桃体肥大 44

ほ
暴力傾向 59
暴力興奮状態 90
補足運動野 39
発作の分類 157
発作間欠期精神病 51, 151
発作間欠期不快気分障害 51, 56, 62, 63
発作後精神病 51, 88, 93
発作時精神病理 62
発作周辺期精神症状 51
発作周辺期精神病 81
発作性運動誘発性舞踏アテトーゼ 14
発作性ジスキネジア 141
発作性心停止 24
発作性非運動誘発性ジスキネジア 140
発作に対する抑制と促進のバランスの崩壊 49

み・む・め
身振り自動症 84
無気力状態 94
無呼吸発作 148
夢中遊行 30
迷走神経刺激療法 81

も
妄想 53
もやもや病 8

や
夜間睡眠脳波検査 29
薬剤抵抗性てんかん 81

よ
要素性視覚異常 85
抑うつ気分 60
抑うつ状態 88, 89, 94

ら・り・る
ラクネ梗塞巣 148
良性ローランドてんかん 58
ルフィナミド 80

れ
レム睡眠期 24
レム睡眠行動障害 24, 30

【編著者紹介】

兼子　直（Sunao Kaneko）

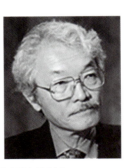

1976 年	弘前大学大学院医学研究科修了
1978-79 年	連合王国 Bristol 大学留学（英国文化振興会給費生）
1987-88 年	連合王国 Cambridge 大学客員教授 Douning College Fellow（文部省在外研究員）
1989 年	弘前大学神経精神科助教授 国際抗てんかん連盟委員会委員
1995 年	弘前大学神経精神科教授
2006 年	中国医科大学名誉教授 日本臨床精神神経薬理学会理事長
2009 年	日本てんかん学会理事長
2010 年	アジアオセアニアてんかん機構理事
2011 年	国際てんかん連盟タスクホース委員
2012 年	湊病院名誉院長・北東北てんかんセンターセンター長，弘前大学名誉教授

●専門
神経精神医学，てんかん学，薬理遺伝学，臨床神経精神薬理学

●主な著書

改訂第 3 版てんかん教室	（編著，新興医学出版社）
てんかんの薬物療法—新たな治療薬の導入後—	（編著，新興医学出版社）
かかりつけ医のためのてんかんのマネジメント	（編著，医薬ジャーナル社）
エッセンシャル神経精神医学と臨床神経科学	（総監訳，西村書店）
精神神経薬理学大事典	（総監訳，西村書店）
MGH「心の問題」診療ガイド	（監訳，メディカル・サイエンス・インターナシュナル）
臨床精神医学講座 第 9 巻（てんかん），第 3 巻（精神分裂病Ⅱ）	（分担執筆，中山書店）
薬による精神障害	（分担執筆，先端医学社）
患者と家族のためのてんかん Q&A	（共著，ライフ・サイエンス）

ⓒ2016　　　　　　　　　　　　　　　　　第 1 版発行　2016 年 10 月 13 日

てんかんの診かた

（定価はカバーに表示してあります）

編著	兼子　直
発行者	林　峰子
発行所	株式会社 新興医学出版社
	〒113-0033　東京都文京区本郷6丁目26番8号
	電話 03(3816)2853　FAX 03(3816)2895

検印省略

印刷　三報社印刷株式会社　　ISBN 978-4-88002-764-7　　郵便振替 00120-8-191625

- 本書の複製権・翻訳権・上映権・譲渡権・公衆送信権（送信可能化権を含む）は株式会社新興医学出版社が保有します。
- 本書を無断で複製する行為（コピー，スキャン，デジタルデータ化など）は，著作権法上での限られた例外（「私的使用のための複製」など）を除き禁じられています。研究活動，診療を含み業務上使用する目的で上記の行為を行うことは大学，病院，企業などにおける内部的な利用であっても，私的使用には該当せず，違法です。また，私的使用のためであっても，代行業者等の第三者に依頼して上記の行為を行うことは違法となります。
- JCOPY〈出版者著作権管理機構　委託出版物〉
本書の無断複製は著作権法上での例外を除き禁じられています。複製される場合は，そのつど事前に，出版者著作権管理機構（電話 03-3513-6969，FAX 03-3513-6979，e-mail：info@jcopy.or.jp）の許諾を得てください。